Anke Gröner

Nudeldicke Deern

Anke Gröner

Nudeldicke Deern

Free your mind and
your fat ass will follow

Wunderlich

1. Auflage September 2011

Satz aus der Minion, PageOne, bei Dörlemann Satz, Lemförde
Druck und Bindung CPI – Clausen & Bosse, Leck
Printed in Germany
ISBN 978 3 8052 5033 7

Für Lu,
die mit einem Satz alles verändert hat

Inhalt

Vorwort

Dieses Buch ist kein Diätbuch. Ganz im Gegenteil. Dieses Buch sagt dir: Schmeiß bitte alle Diätbücher weg, die du hast. (Ich weiß, dass du welche hast.) Vergiss das Kalorienzählen, das schlechte Gewissen, den Kampf, «die letzten drei Kilo» noch wegzukriegen, vergiss es, lass es und fang wieder an, einfach zu essen. Wobei ich ganz genau weiß, dass dieses «einfach essen» unglaublich schwierig ist.

Wenn ich mich kurz vorstellen darf? Ich bin Anke Gröner, Jahrgang 1969, Werbetexterin, in Hamburg lebend, Mac-Userin, Serienjunkie, Vielleserin, Bahnfahrerin, dunkelblond, vergeben, internetsüchtig und dick. Und wegen dieses letzten, kleinen, unschuldigen Adjektivs, das nur einen winzigen Teil von mir beschreibt, habe ich mich geschätzt 25 Jahre lang so richtig mies gefühlt. Ich habe oft genug versucht abzunehmen, aber immer ohne Erfolg. Beziehungsweise: Das Abnehmen hat eigentlich mit viel Disziplin und Selbstverleugnung ganz gut funktioniert, aber ich konnte mein niedrigeres, hart erkämpftes Gewicht nie halten. Nachdem ich mir wochen- und monatelang alles verkniffen hatte, was mir schmeckt, habe ich sofort wieder zugenommen, sobald ich gegessen habe, was mir schmeckt. Das kennst du auch? Dann willkommen im Club der 95 Prozent. 95 Prozent aller Menschen, die mal eine Diät gemacht haben, konnten das verlorene Gewicht nicht halten.[1] Trotzdem erzählen dir die Diätindustrie, die Krankenkassen, deine Ärzte und Ärztinnen und jede Frauenzeitschrift, dass das alles total einfach sei und du dich nur ein bisschen anstrengen musst.

Musst du nicht. Es gibt genügend Studien, die bestätigen, dass ständiges Ab- und Zunehmen und sich dabei mies zu fühlen ungesünder ist, als ein paar Kilo zu viel mit sich herumzuschleppen.[2] Was mich zum nächsten Thema bringt, über das ich auch in diesem Buch schreiben möchte: «zu viel» für wen? «Zu viel» laut welchem Grenzwert? Wer setzt den fest, und warum soll ich mich als Individuum an irgendeine Kiloangabe halten, die mit mir, meinen Genen und meinem Lebensstil wahrscheinlich nicht viel zu tun hat?

Worüber ich aber vor allem in diesem Buch schreiben möchte, ist: wie du den Spaß am Essen wiederfindest. Essen war für mich immer eingeteilt in gute und böse Lebensmittel, Essen war nie Genuss, sondern größtenteils eine Sünde, etwas Verbotenes, verbunden mit Vorwürfen über meine nicht vorhandene Selbstdisziplin, kurz, etwas, das ich eigentlich am liebsten überhaupt nicht mehr gemacht hätte. Inzwischen ist Essen für mich eine tägliche Freude, und ich kann kaum beschreiben, um wie viel glücklicher es mich gemacht hat, Frieden mit Lebensmitteln zu schließen. Und nebenbei die Zahl auf der Waage komplett zu ignorieren. Nein, noch besser: die Waage komplett zu ignorieren.

Und einen Bonus gibt's noch obendrauf: Wenn man auf einmal Essen nicht mehr als etwas Furchtbares ansieht, sieht man auch den eigenen Körper, der diesem Furchtbaren nie widerstehen kann, nicht mehr als etwas Unfähiges und Hassenswertes an. Sondern als einen Teil von sich selbst, um den man sich kümmert. Liebevoll, wie es sich für so etwas Wichtiges wie den eigenen Körper gehört. Und zwar ganz egal, wie umfangreich dieser Körper ist.

Ich schreibe seit 2002 ein Weblog, in meinem Fall eine Art Tagebuch im Internet. Unter www.ankegroener.de findest du unter anderem Einträge, in denen ich über mein Essverhalten – und wie es sich geändert hat – schreibe. Einige dieser Einträge sind das Grundgerüst dieses Buchs.

Schön, dass du da bist – und ich hoffe, es ist okay, dass ich dich duze. Mach's dir gemütlich und nimm dir 'nen Keks. Einen richtigen, nicht diesen zuckerreduzierten Quatsch, der nach Pappe schmeckt.

Blogeintrag August
Ich bin so vieles

Ich habe die weinende junge Frau in der Tram gefragt, ob alles in Ordnung ist. Doofe Frage. Sie hat gelächelt und «ja» gesagt und weiter still geweint. Ich hätte fragen sollen, ob ich helfen kann. Oder hätte ich lieber gar nichts fragen sollen? Weiß nicht.

Das letzte Mal, dass ich heulend in öffentlichen Verkehrsmitteln gesessen habe, war vor gut einem Jahr. Ich saß traurig im Bus, als eine Mutter mit ihrem kleinen Sohn einstieg. Der Kleine setzte sich neben mich, während Mama nach vorne ging, um die Fahrkarten zu kaufen. Er guckte mich lächelnd an und sagte: «Ich gehe heute zum ersten Mal zum Zahnarzt.» Ich wusste nicht, was ich darauf sagen sollte, aber da kam auch schon die Mutter zurück, und er sagte zu ihr: «Ich habe der Frau eben erzählt, dass ich zum Zahnarzt gehe.» Und ich habe angefangen zu flennen, ohne zu wissen, warum. Bis mir klar wurde, dass ich darauf gewartet habe, dass er sagt: «Ich habe der *dicken* Frau eben erzählt, dass ich zum Zahnarzt gehe.»

Ich bin so vieles. Ich bin klug. Ich bin unterhaltsam. Ich bin meistens freundlich. Ich habe ein Talent, mit dem ich Geld verdiene. Und ich bin dick. Und an schlechten Tagen ist alles andere egal, dann bin ich nur dick, und ich glaube, dass der ganze Rest der Welt auch nur denkt, dass ich dick bin und nichts anderes.

Ich hasse es zu schwitzen, weil ich nicht will, dass alle denken, dass Dicke immer schwitzen. Ich arbeite besonders hart, weil ich nicht will, dass alle denken, Dicke seien faul. Vielleicht kaspere ich auch nur rum, weil ich die lustige Dicke sein will und nicht die traurige Dicke, obwohl ich das jahrelang war. Es ist unglaublich anstrengend, immer vorausahnen zu wollen, was der Rest der Welt wohl denken könnte, um schon im Vorfeld darauf zu reagieren. Ich dachte lange, dass alle das so machen, dass jeder sich dauernd und sekündlich fragt: Ist alles in Ordnung? Störe ich gerade niemanden, weil ich so bin, wie ich eben bin?

Was für ein Blödsinn.

Im Moment hadere ich nicht mal so sehr mit dem Dicksein; das ist auch immer tages- oder monatsformabhängig. Ich weiß, dass ich dick bin, aber im Moment weiß ich auch, dass ich innerhalb meiner Parameter gesund bin, dass ich gut in meinem Job bin, eine puschelige Beziehung führe, eine schöne Wohnung habe und dass morgen die Sonne wieder scheint. Ich weiß auch, dass ich gut mit meinem Kollegenkreis klarkomme, dass ich Freunde und Freundinnen habe, und im Moment reicht das, und das Dicksein ist einfach nur eine weitere Facette, die eben zu mir gehört.

Klar, wenn eine Fee mit ihrem Zauberstab käme und mich fragen würde, was ich außer Weltfrieden und Gleichberechtigung gerne hätte, würde ich sofort sagen: Konfektionsgröße 42 für immer. Weil's einfacher wäre. Weil dir niemand mehr Sprüche reindrückt, die du nicht verdient hast und die jedes Mal weh tun. Was man sich aber natürlich nicht anmerken lassen darf, um dem Sprüchewichser nicht die Genugtuung zu geben, dass er einen getroffen hätte. Hey, Labernase: Bei einem Dicken den wunden Punkt zu finden, IST NICHT WIRKLICH SCHWIERIG. Idiot.

Aber im Moment stört mich die größere Zahl nur wenig, zum Beispiel wenn ich Klamotten ohne Teddybärapplikationen kaufen will oder mal Mädchenshirts und nicht immer die Jungsvariante, weil mir die nun mal passt. Im Moment ist alles gut. Und ich wünschte, ich hätte der jungen Frau all das in drei Worten sagen können, anstatt so doof zu fragen: «Ist alles in Ordnung?», während ihr das Make-up verläuft.

«The human frame being what it is, heart, body and brain all mixed together, and not contained in separate compartments as they will be no doubt in another million years, a good dinner is of great importance to good talk. One cannot think well, love well, sleep well, if one has not dined well.»

Virginia Woolf, «A Room of One's Own»

Das dicke Kind, das nicht dick war

Im Nachhinein würde ich gerne meiner alten Kinderärztin eine reinhauen. Ich erinnere mich noch gut an ihr Wartezimmer, in dem ich immer mit Magnetbuchstaben sinnloses Zeug an die Klebetafel geschrieben habe (was man eben so macht, wenn man noch keine Ahnung hat, was Buchstaben sind). Ich erinnere mich daran, dass der graue Linoleumfußboden immer viel zu kalt war und ich mit einer kleinen Trittleiter auf die Liege klettern konnte. Es gab eine Messlatte an der Zimmerwand, an die ich mich stellen musste. Eine mechanische Waage, deren Metallgewichte lustig klackerten, wenn die Ärztin sie nach rechts oder links bewegte, um mein Gewicht zu ermitteln. Und es gab eine Süßigkeitenschublade, in die ich reingreifen durfte, nachdem ich gemessen und gewogen worden war. Die Masse an roten und gelben Lutschern war einer der Gründe, warum ich diesen seltsamen Firlefanz überhaupt halbwegs würdevoll über mich ergehen ließ.

Umso seltsamer finde ich es im Nachhinein, dass ausgerechnet die Tante mit der Süßigkeitenschublade meiner Mutter irgendwann sagte, dass ich zu dick sei. Wenn ich mir meine alten Kinderfotos anschaue, kann ich das allerdings nicht bestätigen. Ich war sicher kein dürres Kind, aber eben auch kein schwergewichtiges. Ich sah, und ich benutze das Wort mit Vorsicht, weil jeder darunter etwas anderes versteht, völlig normal aus. Wahrscheinlich hätte ich keinen Werbevertrag mit «Brot für die Welt» bekommen, aber auch keinen für eine Abspeckfarm für Kleinkinder. Ich sehe auf den Bildern nicht mal pummelig aus, oder was es sonst noch für niedliche Ausdrücke gibt, mit denen man Kinder beschreibt, die noch ein bisschen Babyspeck mit sich herumschleppen, sondern eben normal.

Model-schlank war ich als Kind oder Heranwachsende allerdings auch nicht. Genauso wenig wie meine Schwester. Oder meine Mutter. Oder meine beiden Großmütter. Wenn ich mir meine Ahnengalerie auf den abgegriffenen, teilweise sepiafarbenen Fotos anschaue, würde ich so ziemlich jede Frau darin als «kräftig» bezeichnen. Und das ist jetzt keine euphemistische Umschreibung von «dick» – das wäre so was Albernes wie «Rubensfrau» oder «Vollweib», was mir bitte niemals jemand an den Kopf werfen sollte, der keinen entgeisterten Blick von mir kriegen möchte –, sondern es ist eine schlichte, wertfreie Umschreibung: Meine weiblichen Vorfahren waren durch die Bank weg etwas breiter gebaut als Gisele Bündchen. Wobei so ziemlich jede Frau auf dieser Welt etwas breiter gebaut ist als Gisele Bündchen, aber du weißt, was ich meine.

Es gibt Tabellen und Statistiken, die besagen, wie schwer ein Kind bei einer bestimmten Größe sein darf oder sollte. Ich bin mir nicht sicher, wie damals diese Grenzwerte ermittelt wurden und wie groß der Spielraum war, in dem ich mich theoretisch hätte bewegen dürfen, aber anscheinend war ich außerhalb dieses Spielraums. Also zu dick. Vielleicht nur ein paar hundert Gramm, aber zu dick. Nicht der Norm entsprechend oder dem Durchschnitt. 40 Jahre später finde ich es fast lustig, dass man dauernd irgendeiner Norm entsprechen muss, wo wir uns doch jeden Tag so viel Mühe geben, bloß individuell zu sein und anders als die anderen. Wenn es ums Gewicht geht, ist das offenbar anders.[3] Da sollen wir bitte alle gleich sein, ganz egal ob unsere Vorfahren auch schon anders aussahen oder wir vielleicht gerade etwas Besseres zu tun haben als in irgendwelche Schemata zu passen. Heute rege ich mich über so was auf; damals war ich fünf, hatte keine Ahnung und war zu dick. Selbst wenn ich nicht so aussah.

Mit dieser ärztlichen Fehleinschätzung bin ich übrigens nicht alleine. Das Internet versorgt uns täglich mit neuen Weblogs, in denen Menschen ihre Geschichte erzählen. Aus persönlichem Interesse lese ich viele Blogs von Frauen, die mit ihrem Körper hadern. Und bei so ziemlich allen gab es irgendwann in der Kindheit einen Arzt oder eine Ärztin, die den Eltern sagte, der Nachwuchs sei zu fett, was er in vielen Fällen wahrscheinlich genauso wenig war wie ich. Trotzdem definiert uns diese Einschätzung. Wir fangen schon im Kindesalter an, unseren Körper zu beobachten, denn wir wissen ja nun von offizieller Seite: Er ist anscheinend nicht in Ordnung. Essen ist keine Handlung mehr, die sein muss – wir können nun mal nicht ohne Nahrung überleben – oder die man lustvoll zelebrieren kann. Stattdessen bekommt Essen eine unangenehme Konnotation: Pass auf, was du isst. Iss die richtigen Dinge. Nimm dich zurück. Hör nicht auf deinen Hunger. Ich bin mir sicher, dass ich heute nicht so dick wäre, wenn ich nicht schon sehr früh eingeimpft bekommen hätte, dass es gute und schlechte Lebensmittel gibt. Und ich bin mir auch sicher, dass ich mich nicht jahrelang fürchterlich mies gefühlt hätte, weil mein Körper mir nicht gehorcht, wenn ich nicht sehr früh gehört hätte, dass der Körper etwas ist, das mir gehorchen soll, das man formen kann, ändern, ver-ändern. Dass ich meinen Körper ändern *muss*, damit er «normal» ist.

In meiner Familie gab es recht wenige Fertigprodukte, deren Fett- und Zuckergehalt mich zum kleinen Klops hätten werden lassen können. Fischstäbchen, klar, und Kakaopulver für die Milch zum Frühstück, die jetzt gegen ungesüßten Früchtetee ausgetauscht wurde. Nicht Iglo, sondern Oma belieferte uns aus ihrem Gemüsegarten mit Mohrrüben, Bohnen, Erbsen und Kartoffeln. Bei uns im Garten standen Stachelbeersträucher, und es wuchsen Erdbeeren und Johannisbeeren. Und es gab Apfelbäume, deren Früchte zu meinem heißgeliebten Apfelmus verarbeitet wurden. Ich weiß noch, dass ich Zwergengourmet mir mal einen Riesentopf Apfelmus für mich ganz alleine zum Geburtstag gewünscht habe. Und wenn ich mich richtig erinnere – da bin ich mir aber nicht mehr so sicher –, habe ich nicht nur den Riesentopf bekommen, sondern auch fiese Bauchschmerzen.

Meine Mutter kochte nicht aus Überzeugung nicht mit Fertigprodukten, sondern schlicht, weil sie zu teuer waren. Es gab kein Nutella und keine Cola – ebenfalls nicht aus Überzeugung, sondern weil ein Arzt an den Cholesterinwerten meines Vaters rumgemäkelt hatte. Daher war das ganze Zuckerzeug einfach nicht im Haus. Aber für Zuckerzeug war auch eher meine Omi zuständig.

Eine meiner liebsten Erinnerungen: nach der Schule zu Omi gehen (meine Eltern waren beide berufstätig), mich auf das grüne Sofa oder in die großen Sessel kuscheln, ein Buch aus der Schultasche ziehen und lesen. Aber bevor ich das Buch aufschlug, durfte ich mir immer etwas aus der Schokoladentruhe nehmen, einer alten Teedose aus Metall, in der stets geschätzte 30 Tafeln Schokolade lagen. Die Marken, an die ich immer noch gerne zurückdenke, gibt es heute gar nicht mehr, aber ich weiß noch genau, wie die Tafeln aussahen, wie sie rochen und schmeckten. Meine liebste Milchschokolade war in hellblauem Papier eingeschlagen, das mit einer weißen Blume bedruckt war, und war so schmelzig wie danach nie wieder eine Schokolade in meinem Mund. Eine Trüffelschokolade steckte in einer roten Pappschachtel und duftete mildherzhaftsüß, sobald man sie öffnete. Ich aß Marzipanschokolade, Noisette, Tafeln mit Haselnüssen, Mandeln oder Milchcreme; die seltsame Mischung aus Traube und Nuss fand ich damals genauso wie heute eher unlecker, an Zartbitter habe ich mich inzwischen allerdings rangegessen. Das Fiese: Was ich als Kind so geliebt habe – den weichen, beruhigenden, einmaligen Geschmack von Schokolade –, wurde mir als Teenager und Erwachsene durch Schuldgefühle und Schauermeldungen verleidet. Was ich als Kind noch als Genuss und Belohnung empfand, war irgendwann von Selbstvorwürfen überlagert. Das hat so etwas Wunderbares wie Schokolade nicht verdient, und ich bin sehr froh, dass ich heute wieder, wie damals vor fast 40 Jahren, Schokolade genießen kann. Immer noch gerne auf einem Sofa und mit einem Buch vor der Nase.

Aber selbst der regelmäßige Schokoladenkonsum hat mich nicht dick werden lassen. Wohl auch, weil ich mich damals als Kind viel bewegt habe. Der Weg zur Schule wurde zu Fuß zurückgelegt; später, als die Schule im Nachbarort war, war es immerhin noch der Weg zur Bushaltestelle. Irgendwann fing ich an, mit dem Fahrrad zur Schule zu fahren – jeden Morgen drei Kilometer hin und nachmittags wieder zurück. Ich war Stammgast in unserem Freibad und war in den Ferien gerne frühmorgens da, damit ich die ganzen wundervollen, blauen Bahnen für mich alleine hatte. Genauso habe ich beim Fahrradfahren das Gefühl des Alleinseins genossen; ich musste mir nicht mit lauter Nervensägen den überfüllten Bus teilen, sondern konnte in meinem Tempo und mit dem obligatorischen Walkman auf den Ohren entspannt zur Schule radeln.

Heute verbinde ich Radfahren oder Schwimmen nicht mehr mit «hach, schön», sondern mit «Das verbrennt Kalorien». Ich weiß nicht mehr, wann Bewegung angefangen hat, nicht mehr Freude zu sein, sondern ein Work-out (was für ein bescheuertes Wort!), aber ich bin gerade dabei, diese Freude wiederzufinden. Heute ist es der iPod, der mich unterhält, während ich gemütlich durch die Gegend schlendere, ohne daran zu denken, dass mir diese 45 verbrauchten Kalorien eine halbe Scheibe Käse mehr auf dem Brot ermöglichen. Alleine die Idee, dass man sich mit Bewegung quasi selbst die Erlaubnis erarbeitet, etwas Gutes essen zu dürfen – wie verquer ist unser Denken denn eigentlich durch Diätgenerve geworden? Anstatt etwas zu kochen, auf das man Lust hat, gehen wir heute ins Fitnessstudio und essen dann irgendwas, von dem wir den genauen Nährstoffgehalt kennen, um die gerade abgearbeiteten (!) Kalorien nicht sofort wieder aufzufüllen. Was für ein Blödsinn.

Noch einmal kurz zurück in die Kindheit. Was mich im Nachhinein wahnsinnig macht, ist die Tatsache, dass ich bis zu meinem Abitur und meinem Auszug von zu Hause absolutes Normalgewicht hatte. Trotzdem habe ich mich wie der fetteste Teenager der Welt gefühlt, weil mir eben viele Menschen, auf die ich gehört habe (Eltern, Ärzte und Ärztinnen), eingeredet haben, dass ich zu dick sei. Wenn ich den BMI als Messlatte nehme – über dessen Sinn und Unsinn ich noch ausgiebig rumnölen werde –, war ich zwar am oberen Ende des Spektrums, das heute als normal gilt (dieses Spektrum ändert sich ja gerne mal ohne Sinn und Verstand), aber ich war noch drin. Ich – war – nicht – zu – dick, verdammt nochmal. Und deswegen verdienen so ziemlich alle Ärzte und Ärztinnen meiner Jugend, die meinten, ich sollte abnehmen, nachträglich was hinter die Ohren. Mit Schmackes.

Ich werde erwachsen. Mein Gaumen leider nicht

Dass die Pubertät eine einzige Nerverei ist, wird wahrscheinlich jede bestätigen, die sie hinter sich gebracht hat. Der Körper verändert sich, und was eigentlich eine tolle Sache ist (Brüste!), wird auf einmal zum ganz persönlichen Kriegsschauplatz. Es gehört inzwischen leider zum Erwachsenwerden von Mädchen dazu, über Diäten ähnlich gut informiert zu sein wie über Bands oder Kinostars. Freundinnen vergleichen sich nicht mehr wertfrei – falls sie das jemals getan haben –, sondern kommentieren die Frauwerdung mit «Boah, bin ich dick geworden», wenn aus dem staksigen Kinderkörper allmählich etwas Weicheres, Fraulicheres wird, das nun mal über ein paar Fettreserven für eine jetzt mögliche Schwangerschaft verfügt. Dummerweise wird dieser neue Körper nicht als etwas Neues, Wunderbares wahrgenommen, auf das man stolz sein kann, sondern als etwas, das man kontrollieren muss. Auch Kinder fangen schon an, genauso bescheuert zu denken wie ihre Eltern. 42 Prozent aller sechs- bis neunjährigen Kinder in den USA finden sich zu dick.[4] Sechsjährige, die meiner Meinung nach töpfeweise Apfelmus essen und schwimmen gehen sollten anstatt über imaginäre Fettpolster nachzudenken. Kinder, die vermutlich nicht zu dick sind, wie andere Studien belegen, in denen sich vier von zehn Schülerinnen als zu dick einschätzten, obwohl jede Dritte untergewichtig war.[5] Und dieses verquere Denken legt sich nicht mit dem Erwachsenwerden, sondern es wird schlimmer: Zwei Drittel aller 15-jährigen Mädchen in Australien machen gerade (wieder?) eine Diät.[6] Wahrscheinlich ebenfalls, ohne wirklich übergewichtig zu sein. Sie *glauben* nur, sie seien zu dick. Genau wie ich damals geglaubt habe, zu dick zu sein, und es nicht war.

Blöderweise kann ich das für die Zeit zwischen Abitur und meinem 40. Geburtstag nicht mehr behaupten. Denn sobald ich von zu Hause weg war und einen eigenen Kühlschrank hatte, war der immer voll. Mit Schrott. Den ich in Mengen gegessen habe. Zum ersten Mal in meinem Leben guckte mir niemand mehr beim Essen zu; niemand sagte mir mehr, was ich darf und was ich nicht darf, welches Essen gut ist und welches böse. Ich hatte auch schon bei meinen Eltern mein Taschengeld in Süßigkeiten angelegt, aber jetzt, wo niemand mehr mitbekam, was so leergefuttert in die Mülltüte wanderte, verlor ich jedes Maß und habe gegessen, gegessen und nochmal gegessen. In meinem Kopf war das egal; ich war ja eh schon fett (das dachte ich jedenfalls), dann konnte ich ja noch mehr essen.

Meine Völlerei hatte sicher noch andere Gründe; viel zu viel zu essen ist genauso psychologisch begründbar wie viel zu wenig zu essen[7], aber das möchte ich hier in diesem Rahmen nicht erörtern. Bleiben wir dabei: Ich habe schlicht zu viel gegessen. Leider kein Gemüse mehr von Oma, das verarbeitet werden musste, sondern Fertigprodukte, die, wie der Name schon sagt, eben fertig waren. Tiefkühlpizza. Tiefkühllasagne. Eis in 500-Milliliter-Bechern. Ich kann mich noch an einen perfiden Fertig-«Kuchen» erinnern: Er bestand aus zwei postkartengroßen Keksen, die ein bisschen nach Bundeswehr-Feldration aussahen. Die legte man in eine Pappschachtel, die man aus der Produktverpackung falten konnte. Darauf kam eine Quarkmischung, die man anrühren musste, und darauf eine Portion Kirschen (die wahrscheinlich nicht mal welche waren, sondern aromatisiertes Irgendwas), die ebenfalls schon vorgefertigt in der Packung lagen. Das ganze musste einige Zeit im Kühlschrank fest werden und war dann von geübten Esserinnen wie mir in zehn Minuten zu verschlingen. Schokolade war natürlich auch immer dabei, und so nahm ich innerhalb eines Jahres 25 Kilo zu.

Vielleicht hätte ich nicht so viel zugenommen, wenn ich gekocht hätte. Meine Mutter hat mir zwar ein paar grundsätzliche Dinge beigebracht, aber eine richtig gute Köchin war sie nie, und sie hat das auch, laut eigener Aussage, nie gerne gemacht. Ihre Mutter war zu ungeduldig, als dass sie viel von ihr hätte lernen können, und daher bereitete sie eben das Beste zu, was ihr möglich war. Mein Vater sagt, er kann bis heute gerade mal Kaffee und Kartoffeln kochen, und das war's dann auch bei ihm mit der Kulinarik. Deswegen konnte ich mich auch nie so recht über die guten Zutaten aus Omas und unserem Gemüsegarten freuen, weil sie eben nicht so bunt waren und nicht immer wieder gleich schmeckten wie das Zeug, das die Lebensmittelindustrie zusammenbraut. Mein blöder Gaumen wollte lieber Glutamat als vorsichtig gewürzte Bohnen, und damit waren meine Essensvorlieben für die nächsten 20 Jahre einprogrammiert.

Wäre ich nicht so doof pubertierend gewesen und hätte konsequenterweise alles totaaal affig gefunden, hätte ich meinen Großmüttern was abgucken können, denn die waren Meisterinnen am Herd. Bei Familienfeiern konnte ich meist kaum glauben, was da alles an Leckerem aus Omis kleiner Küche kam: plattenweise Braten, Gemüse und Saucen, Puddings und Cremes zum Nachtisch, Kuchen und Torten zum Kaffee. Natürlich alles selbstgemacht – und hier schmeckte es selbst mir deutlich besser als Fertigkram. Aber auch das brachte mich leider nicht dazu, mich an den Herd zu stellen, denn das hätte ja Arbeit bedeutet.

Heute weiß ich, wie genussvoll und belohnend es sein kann, ein winziges bisschen Aufwand in seine Ernährung zu stecken, anstatt Industriemüll zu essen. Aber ich wette, selbst wenn mir das damals jemand gesagt hätte: Ich hätte es nicht geglaubt. Wie man halt in der Pubertät so drauf ist: Man glaubt, alles zu wissen, und hat in Wirklichkeit keine Ahnung.

Ab und zu startete ich halbherzige Versuche, mehr zu kochen als die Standards, die man von Freunden oder Freundinnen mitbekommt oder die wenigstens ein bisschen Eigenarbeit erfordern – die selbstgekochten Spaghetti mit der Sauce aus dem Glas, der fertige Pizzateig, den man immerhin selbst belegt, den Rührkuchen aus einer Backmischung. Dazu kaufte ich mir das damalige Standardwerk in allen Studierendenküchen, das Kochbuch mit dem Löffel vorne drauf, in dem selbst Kartoffel- und Eierkochen erklärt wird. Im Buch standen einige Rezepte, die ich bis heute zubereite – das Kartoffelgratin zum Beispiel. Ich habe nie wieder eine bessere Anleitung bekommen als die ganz schlichte und unaufwendige aus diesem Buch: eine Auflaufform mit einer Knoblauchzehe einreiben, hauchdünne Kartoffeln fächerförmig aufschichten, viel Salz, wenig Pfeffer, mit Sahne übergießen und backen. Derartig einfache Gerichte schmeckten sogar mir Glutamatjunkie, aber zu viel mehr reichte es nicht. Vielleicht auch, weil ich nur «richtig» kochen wollte, wenn mehr als meine Wenigkeit am Tisch saß. Ich erinnere mich daran, des Öfteren Freunde und Freundinnen eingeladen zu haben, und die bekochte ich auch groß – meistens mit, logisch, Kartoffelgratin, einem Braten (im Löffelkochbuch steht ein idiotensicheres Rezept für eine Lammkeule in Kräuterkruste), einer Suppe und Nachtisch. Dazu gab es irgendeinen Supermarktwein, den ich kaufte, weil mir das Etikett gefiel, und ich glaube, es hat meistens auch allen geschmeckt.

Trotzdem kochte ich für mich alleine nie so üppig beziehungsweise überhaupt irgendwie, und diese Einstellung kannte ich auch von vielen Freunden und Freundinnen. «Ach, für mich alleine lohnt sich der Aufwand doch gar nicht.» Ich möchte hiermit meinem jüngeren Ich zurufen: Für wen, wenn nicht für dich, lohnt sich überhaupt ein Aufwand? Natürlich macht es Spaß, andere mit gutem Essen zu beglücken, aber, und ich weiß, dass das egoistisch klingt, es macht noch viel mehr Spaß, sich selber glücklich zu machen. Aber auch das weiß ich erst seit kurzem, denn damals verschwanden die Auflaufform und der Bratentopf von Oma wieder in den Schränken, sobald die Gäste weg waren, und ich schob die nächste Fertiglasagne in den Ofen.

Mit dieser Kochunfähigkeit funktionierte natürlich auch nie eine Diät. Immer wenn ich turnusmäßig mal wieder auf Kalorien oder Fett oder Kohlehydrate oder was auch immer gerade der Fiesling des Tages war, der uns dicker werden lässt, geachtet habe, tat ich das, indem ich mir die Inhaltsstoffe auf Fertigprodukten durchlas. Sehr clever. Beknackt wie mein Kopf und ich nun mal waren, futterte ich einerseits, als gäbe es kein Morgen mehr, nur um dann an ebendiesem Morgen, das überraschenderweise doch kam, vor dem Spiegel zu stehen, mich scheiße zu finden und zu beschließen, dass ich mich ändern müsste. Meine Diäten waren damals genauso ungesund wie meine Nicht-Diäten: Fertigzeug, Light-Produkte, Pulverdrinks, einseitige Ernährung mit tagelang Ananas, saurer Sahne, Kohlsuppen oder anderem Quatsch, von dem man nach fünf Minuten schon die Nase voll hat. Dass ich diese Art der Fütterung nie lange durchhielt, versteht sich fast von selbst, und so lagen bald wieder Fertiggerichte und Industriekuchen im Einkaufswagen.

Ein einziges Mal ist es mir gelungen, länger als ein paar Tage oder Wochen bei einem Plan zu bleiben, und zwar mit den Weight Watchers. Die Grundidee – ich kann innerhalb eines

Rahmens essen, was ich will – ist ja eigentlich schlau. Es heißt natürlich trotzdem, dem Körper ständig zu erzählen, dass er jetzt satt zu sein habe, ohne dass er es ist. Denn eine Diät bedeutet nichts anderes, als dem Körper weniger Energie zuzuführen, als er benötigt. Deswegen war mir auch dauernd kalt, während ich abnahm, weil der Körper genug damit zu tun hatte, mich irgendwie über den Tag zu kriegen, und sich nicht auch noch um seine Heizung kümmern konnte. Und natürlich ist man während einer Diät schlecht gelaunt, selbst wenn die Zahl auf der Waage kleiner wird – man hat einfach Hunger! Eine Diät bedeutet, dem Körper vorzulügen, der zweite Weltkrieg sei gerade vorbei und es gäbe nichts zu essen, während wir schmachtend im Supermarkt stehen, dessen Regale aus allen Nähten platzen. Eine Diät bedeutet, sich selbst vorzulügen, dass es einem gutgeht, obwohl man sich gerade das fundamentalste menschliche Bedürfnis – essen – verweigert. Eine Diät bedeutet dagegen nicht, mal eben locker zehn Kilo leichter zu werden, nur mit ein bisschen Disziplin, und danach schlank und glücklich zu sein bis ans Lebensende. Denn selbst wenn man es mit knallharter Selbstverleugnung geschafft hat, dem Körper, dem alten Widerstandskämpfer, ein paar Kilo abzutrotzen, muss man für den Rest des schlanken, glücklichen Lebens weiterhin hungern, damit der Körper sich nicht alles wiederholt, was wir ihm genommen haben. Eigentlich logisch. Der Körper weiß ja nicht, dass wir ihm bewusst etwas abgezwackt haben, um in Größe 38 zu passen. Nein, der kleine Racker freut sich, dass der Weltkrieg anscheinend durch ist und die Fresswelle beginnt. Endlich gibt's wieder was zu essen, also wird alles gebunkert, was reinkommt. Wer weiß schon, wann der nächste Krieg anfängt? Um nicht wieder dicker zu werden – denn genau das will der Körper –, muss man sein schlankes, glückliches Leben damit zubringen, hungrig zu sein. Wenn das der Preis ist, den du zahlen willst, um eine 38 zu sein, bitte schön. Aber wenn das so wäre, hättest du wahrscheinlich dieses Buch nicht gekauft.

Nochmal zurück zu den Weight Watchers. Ich habe damit innerhalb von sechs Monaten 25 Kilo abgenommen. Hört sich toll an, hat sich auch toll angefühlt, war aber harte Arbeit und nicht so lustig, wie es dir die Werbung erzählt. Es bedeutete für mich: keine Schokolade mehr. Kein Nutella. Keinen Kakao. Ich wusste, sobald ich anfange, Schokolade zu essen, kenne ich kein Maß mehr, und wenn zehn Kinderriegel im Kühlschrank liegen, dann will ich die auch essen und nicht nur den einen vernünftigen, der noch im Plan ist. Also verbannte ich jegliches Schokozeug aus meiner Wohnung und versagte mir alles, was mich glücklich macht. Die Konsequenz: ungefähr alle vier Wochen ein besinnungsloser Fressflash, bei dem ich in kürzester Zeit alles nachholte, was ich mir die ganze Zeit lang verkniffen hatte. Der Abnahme hat das nicht geschadet, aber dass es ein normales Essverhalten ist, würde ich auch nicht behaupten.

Nach sechs Monaten, dem Erreichen eines hübschen Etappenziels und sechs bis acht Heißhungerattacken, in denen ich vermutlich jeweils in 15 Minuten 15 000 Kalorien vernichtete, war ich die erwähnten 25 Kilo leichter und dachte mir, machste doch mal eine Pause vom Punktezählen. (Ich ahne, dass ich dir das nicht erzählen muss, aber falls doch: Bei den Weight Watchers zählt man keine Kalorien oder Fett oder schwarze Katzen, die unter Leitern durchgehen, sondern Punkte. Die setzen sich meist aus Kalorien- und Fettangaben zusammen, und es gibt kleine Bücher, in denen die Werte für einzelne Lebensmittel stehen bzw. Online-Applikationen, die sie für dich ausrechnen. Das kostet natürlich alles etwas, denn Abnehmen macht nicht nur keinen Spaß, sondern geht auch ins Geld.)

Die Punktepause war eine sehr dumme Idee, denn sobald ich einmal meine zwanghafte Sichtweise aufs Essen abgelegt hatte («Das darfst du nicht, und das darfst du nicht, und das darfst du erst recht nicht»), fand ich sie nicht mehr wieder. Es war aber auch zu schön, endlich mal wieder ein Croissant zu essen, ohne daran zu denken, ein Drittel des Tagepunktebudgets schon morgens verfuttert zu haben. Es war so schön, einfach abends mit Kolleginnen wegzugehen, ohne davor den ganzen Tag zu hungern, weil ich ja wusste, dass ich abends zwei Gläser Wein trinken und vielleicht eine Kleinigkeit essen würde. Und es war so schön, statt eine Stunde auf dem Laufband rumzurennen, damit ich noch einen Bissen mehr essen konnte als im Plan vorgesehen, auf dem Sofa zu liegen und zu lesen, ohne sich schlecht zu fühlen, weil ich eben las, anstatt zu schwitzen. Und auch hier möchte ich meinem jüngeren, diätkranken Ich von vor ein paar Jahren zurufen: ES IST VÖLLIG NORMAL, DASS MAN EIN CROISSANT ISST! Es ist keine Sünde, und du musst dich nicht dafür scheiße finden. Und es ist ebenfalls völlig normal, auf dem Sofa rumzulungern, anstatt ins Fitnessstudio zu gehen. Das machen eine Menge schlanker Menschen auch, nur wird es denen lustigerweise nicht vorgeworfen. Dieses Verhalten – ich esse, worauf ich Hunger habe, wenn ich hungrig bin, und ich bewege mich, wenn ich Lust dazu habe – nenne ich normal. Ich nenne es normal, auf mich, meine Launen und meinen Hunger zu hören und ihnen zu folgen. Ich nenne es nicht normal, jeden Tag nach Plan zu essen, nach Plan Sport zu treiben und sich bei jeder Abweichung zu fühlen, als wäre ich ein verurteilter Massenmörder. Ich habe niemanden umgebracht, ich habe ein Croissant gegessen. Und niemand sollte sich wegen eines Blätterteigteilchens schuldig fühlen.

Du ahnst, wie die WW-Geschichte endet: Ich habe in sechs Monaten 25 Kilo abgenommen und sechs Monate später alles wieder draufgehabt. Mit Bonuskilos. Zu WW-Zeiten musste ich notgedrungen kochen, denn so ziemlich jedes Fertiggericht sprengt den Punkterahmen. Da ich aber nicht gut kochen konnte, hat es mir meistens auch nicht gut geschmeckt (noch ein Grund mehr für meine schlechte Laune). Deswegen war die erste Fertigpizza ohne Punktezählen auch eine Offenbarung an Geschmack, auch wenn ich heute weiß, dass der aus dem Labor kam und nicht von freundlichen Bauern und Bäckerinnen. Damals konnte nichts einen solchen Glückskick wie Glutamat und pures Fett auslösen. Und so blieb ich dick und unglücklich, hielt mich und meinen Körper für unfähig, undiszipliniert und ekelhaft und war irgendwann resigniert genug, um über eine Mail von meiner Freundin Lu nicht mal lange nachzudenken. Lu heißt eigentlich Silke und arbeitet unter anderem als Ernährungsberaterin. Normalerweise mag ich keine Menschen, die mir erklären, wie ich essen soll, aber Lu kennt mich seit Jahren und weiß, dass Futter und ich uns so richtig doof fanden. Deshalb bot sie mir an, mir Essen neu beizubringen, um unser Missverhältnis wieder ins Lot zu kriegen. Meine Mail-Antwort klang ein bisschen pseudoenthusiastisch:

«Der Kerl[8] und ich würden sehr gerne auf dein Coaching-Angebot zurückkommen. Ich traue mich so selten an Neues ran, und daher würde ich mir wünschen (wahrscheinlich naiv, aber vielleicht ja nicht), Essen neu für mich zu entdecken. Neue Zutaten kennenzulernen, anders einzukaufen als immer im Supermarkt, mal was auszuprobieren, woran ich noch nie gedacht habe. Und genau das würde auch den Kerl interessieren. Wenn du also vielleicht in der zweiten Augusthälfte Lust und Zeit auf uns / für uns hättest …?

Jetzt schnell abschicken, bevor ich es mir anders überlege.
Anke»

Ich versprach mir davon nicht viel und dachte wahrscheinlich nur, sag ja, dann nervt sie dich nicht mehr. Also sagte ich ja, Lu kam vorbei, und wir fingen an zu kochen. Und nach nur vier Tagen war alles anders.

Fünf Tage Foodcoaching und Nachwirkungen

Blogeintrag 25. August

Gut essen, Tag 1 (und ein halber Tag 0)

Sonntag, Mittag. Ich stehe im Stau am Hamburger Dammtor und hoffe, trotzdem noch rechtzeitig zum Bahnhof zu kommen, um Frau Lu abzuholen, die sich ein paar Tage beim Kerl und mir einnisten wird. Nicht nur, weil's nett ist, sondern auch, weil wir ihr Geld dafür zahlen, damit sie uns ein bisschen besseres Essen beibringt. Wir sind sehr gespannt, haben brav eine Woche Ernährungstagebuch geführt und werden das wahrscheinlich im Laufe der Woche um die Ohren gehauen bekommen.

Sonntag, Nachmittag. Erst bin ich dran, dann der Kerl. Ich werde nicht nur nach Größe und Gewicht gefragt, sondern auch nach Gewohnheiten, Bewegung, Vorlieben beim Essen, was mag ich gar nicht, woran könnte ich mich ranessen und so weiter. Lu will uns nämlich – das war unser Wunsch – nicht nur vernünftiges Essen beibringen, sondern auch vielfältiges. Wir haben beide unsere fünf Grundrezepte, die wir seit 20 Jahren kochen, weil sie uns schmecken, trauen uns aber recht selten an Neues ran. Wenn ich ein neues Kochbuch kaufe, machen wir meist ein Rezept daraus, und das war's. Mal schmeichelt sich dieses Rezept an unsere fünf Grundrezepte ran und wird ein neuer Freund (wie bei Tim Mälzers Kartoffel-Gurken-Salat mit einem Dressing aus Weißweinessig, Schalotten und körnigem Senf), meist prügeln aber unsere fünf Grundrezepte den Fremdling mit Mistgabeln vom Hof (wie beim grandiosen Experiment Jakobsmuscheln, die ich ausprobieren wollte, weil die das dauernd beim «Perfekten Dinner» essen).

Ich fühle mich manchmal wie ein Essenspraktikant, weil ich nicht wirklich viel nutze von dem, was mir so in Supermärkten entgegenlächelt. Dem Kerl geht's ähnlich, und daher dachten wir uns: Fragen wir doch mal wen, der sich mit so was auskennt, damit aus den Praktis endlich richtige Esser und Esserinnen werden.

Montag, Morgen. Der Kerl eilt ins Büro, ich habe mir die Woche frei genommen. Erster Tagesordnungspunkt: Küchencheck. Lu guckt sich unsere Vorräte an und reicht einige Gewürzdosen an mich weiter, damit ich sie verklappe. Wie immer bei den kleinen Rackern tummeln sich da einige, die schon lange ihr Lebensende erreicht haben. Genau wie in unserer kleinen Speisekammer, wo ein paar Dosen ins Nirwana einziehen dürfen. Hält sich aber alles in Grenzen.

Dann geht's ans Eingemachte: Fertigsuppen müssen nicht sein, Fertigbrühen schon gar nicht. Unsere geliebten Maggigläschen, mit denen wir gerne Kartoffeln oder Nudeln kochen, kommen weg und werden am Nachmittag durch ihre Biokumpels ersetzt, die mit weitaus weniger Chemie auskommen. Einige Sachen stehen bei uns nur noch rum, weil wir zu bräsig sind, sie wegzuschmeißen. «Seit wann hast du keinen Kakao mehr getrunken?» – «Ein Jahr …?» – «Nesquik kommt weg.»

Danach treffen wir uns mit dem Kerl bei *basic*. Wir lungern eine gute Dreiviertelstunde im Bioladen rum, lernen, dass Mangold quietschbunte Stängel hat (ich wähle den gelben und lasse die pinkfarbenen liegen) und wie gut frischer Ingwer riecht, wenn man ein Eckchen abbricht. Ich lasse mich bequatschen, doch einen Blattsalat mitzunehmen, den ich immer als toplangweilig of the langweilig empfunden habe. Lu behauptet, wenn man ein bisschen Rucola runtermischt, schmeckt das gleich ganz anders. Wir schnuppern an Broten, lassen uns Brotaufstriche erklären und den Vorteil von Biomilch: «Wenn du Muttermilch trinken würdest, dann doch auch lieber von einer Nichtraucherin, die sich gesund ernährt, oder?» Ich möchte jetzt gar keine Milch mehr trinken, woraufhin Lu noch zwei Weine einpackt.

Nächste Station: die Drogerie Budnikowski, die eine Alnatura-Ecke hat. Hier werden Biobrühen gekauft, eine Menge Gewürze, Couscous für den Kerl, Dinkelnudeln für mich, Tomatensaucen und Frischkäse. Schließlich der Supermarkt. Dort reiben wir an Liebstöckel und entdecken, dass es Kräuter gibt, die wie Maggi riechen, an Zitronenmelisse, die ich am liebsten sofort aufessen würde, so frisch duftet das Grünzeug, an Salbei, Majoran, Thymian und Oregano. Unser Einkaufswagen ist eine grüne Hölle. Das geplante Hühnchen wird nach dem Blick auf die Angebotsplakate zur Lammhaxe, als Beilage gibt es zum bereits erstandenen Mangold Mohrrüben. Schwer bepackt treten wir den Heimweg an, packen aus, verstauen und können es kaum erwarten, die ganzen Schätze in eine Mahlzeit zu verwandeln.

Ich schneide eine rote und eine gelbe Zwiebel klein, der Kerl eine Paprika, die in unserer Kammer lag, Lu wirft die Zwiebeln, Paprika, frischen Knoblauch, zwei Lorbeerblätter und einen Zweig Rosmarin in einen Topf mit heißem Olivenöl. Darauf kommen die zwei Lammhaxen und die Lammschulter, ein ordentlicher Schuss Tempranillo, ein paar Kirschtomaten, köcheln lassen. Lu und ich testen den Wein; ich kann nur sagen «lecker», während Lu mir geschmacksmäßig auf die Sprünge hilft: «Ganz dunkle, saftige Kirschen.» Genau das habe ich natürlich gemeint und nehme noch einen Schluck.

Nach einer Stunde ~~Pause~~ Rumgeköchele geht es weiter. Ich wasche Mangold, der Kerl schneidet Mohrrüben, Lu fischt das Lamm aus dem Topf und legt die drei Teile auf einen Teller. Das Fleisch hat sich zurückgezogen, die Beinknochen sind nun zur Hälfte sichtbar, genau wie die fünf Rippchen des Lamms. Lu schabt das Fleisch mühelos von den Knochen und rührt es wieder in den Topf, aus dem es seit einer Stunde unglaublich lecker duftet. Ich sehe zum ersten Mal bewusst die kleinen, dünnen Rippen, die mal ein Lämmchen getragen haben, und habe das Bedürfnis, kurz «Danke, kleines Lamm» zu sagen. Dieses Gefühl hatte ich noch nie, denn bisher waren der Kerl und ich eher Filet- und Geflügelbrustkäufer, wo das Fleisch kaum noch zeigt, dass es mal Teil eines Lebewesens war. Ich gucke Lu zu, wie sie die Mohrrüben mit einem Hauch Rosmarin in der Pfanne anbrät und mit Weißwein und Wasser ablöscht. Der Mangold wird kurz blanchiert, das Couscous ist auch innerhalb von wenigen Minuten fertig, ich decke den Tisch, und endlich gibt es was zu essen. Der Kerl trinkt Wasser, und Lu und ich genießen den Weißwein, der schon in die Möhrenpfanne gekommen ist, einen Pinot Bianco aus dem Friaul.

Während des Kochens haben der Kerl und ich dauernd probiert und wurden gefragt, ob noch was fehle und wenn ja, was. Ich finde alles lecker, Lu pfeffert beim Fleisch nochmal nach, und der Kerl stößt eine Diskussion darüber an, was eigentlich an Gewürzen wozu passt (Lu: «Reinwerfen und gucken»). Ich probiere zum ersten Mal Mangold und muss an Erde denken und Grünkohl. Die Möhren waren mir in der Pfanne einen Hauch zu rosmarinlastig – ich mag den Geschmack von Mohrrüben sehr gerne, da muss von mir aus gar nichts mehr dran –, stelle aber fest, dass sie im Zusammenspiel mit dem Lamm und der Sauce genau richtig sind. Ich bedanke mich innerlich nochmal beim Lamm und koste den Wein nacheinander mit den verschiedenen Komponenten auf dem Teller. Der Wein ist fruchtig, aber nicht süß. Zum Nachtisch teilen wir uns einen Bergpfirsich mit ganz weißem Fleisch, der so lecker ist, dass ich nöle, warum wir davon nur einen gekauft haben. Auf einmal schmeckt der Wein herber, aber immer noch köstlich. Anders köstlich. Lu holt ihr Weinbuch und schenkt mir ein kopiertes «Geschmacksrad», auf dem ich blutige Anfängerin wenigstens ein paar Vokabeln stehen habe, die Wein beschreiben. Trotz des Rades kann ich nicht sagen, ob der Wein jetzt eher in Richtung Mango oder Zitrone neigt, aber inzwischen schmeckt eh alles nach Rosmarin. Ich fühle mich satt und glücklich und reich beschenkt.

Und morgen kaufen wir einen Mörser.

Blogeintrag 26. August

Gut essen, Tag 2 – das Erdbeerhuhn

Bisher bin ich Wochenmärkten stets großräumig ausgewichen. Erstens mag ich keine Menschenmengen und zweitens keine, die sich nur im Schritttempo fortbewegen. Ich bin eher der Listeneinkäufer; ich überlege mir vorher, was ich essen will, überschlage im Kopf, was noch zu Hause ist (oder was weg muss) und schreibe mir dann auf, was ich noch brauche. Mit dem Zettel bewaffnet gehe ich in den nächstgelegenen Supermarkt und kaufe relativ stur nur den Kram, den ich mir notiert habe. Ich kenne es überhaupt nicht, mich von Obst- und Gemüseauslagen inspirieren zu lassen. Auch deshalb, weil ich nicht wüsste, was ich mit dem ganzen Kram anfangen sollte, aber eher, weil ich Esstrottel mich wohler fühle, kontrolliert eine Liste abzuarbeiten.

Über den Schatten muss ich jetzt aber springen, denn Lu zerrt mich gnadenlos in Richtung Isemarkt. Schon im Bus bemerke ich ein erhöhtes Menschenaufkommen, von denen die meisten auch mit Körben und Taschen bewaffnet sind. Ich habe aber keine lange Zeit zu jammern, denn schon vom ersten Stand an habe ich nur noch geguckt, gestaunt, gerochen – und GEBUMMELT. ICH BIN EINE BUMMLERIN GEWORDEN. Gut, die Gemüsestände sehen für mich auf den ersten Blick nicht anders aus als die vom Türken um die Ecke, aber Lu sorgt dafür, dass ich nicht ganz so saumselig durch die Gegend schleiche, sondern bewusst Ausschau halte. Nach verschiedenen Tomaten, die der Kerl so gerne isst, nach Angeboten, die vielleicht inspirieren, nach Gemüse, das ich noch nie probiert habe, es aber gerne mal machen würde, nach Weinbergpfirsichen (die Nektarinen sind, wie ich jetzt weiß – «Ich will die ohne Haare»), die mir gestern so gut geschmeckt haben.

«Merk dir mal, wie viel die hier für ein Kilo haben wollen.» Ich habe ziemlich schnell daran Gefallen gefunden, von einem Stand zum nächsten zu gehen und vor mich hinzumurmeln: «5,40? Da geht noch was.»

Beim schönsten Tomatenstand erstehen wir fünf verschiedene Sorten und bekommen von der Verkäuferin den Tipp, beim Draußensitzen eine Zitrone mit Nelken zu spicken, das hielte die Wespen ab. Beim hamburgisch gefärbten Italiener kaufen wir die Nektarinen, die der Mann auf Anhieb aufs Gramm genau abwiegt. Trinkgeld galore. Am Fischstand (noch ein unbeschriebenes Blatt bis auf Fischstäbchen, Pangasiusfilet und Fischmac) lerne ich, wie man frischen Fisch erkennt: Die Augen sollten klar sein, die Kiemen rosig, beim Druck mit dem Finger sollte das Fleisch wieder in die Ausgangsposition zurückkehren, und nicht zuletzt sollte es nicht so fies nach Fisch riechen. Ist mir sehr recht.

Eine Verkäuferin hat statt eines meterbreiten Standes nur einen kleinen Tisch vor sich, auf dem sie zwei Sorten Olivenöl aus dem italienischen Familienbetrieb verkauft. Ich probiere zum ersten Mal auf einem Markt etwas, nämlich zwei Sorten Öl mit kleinen Weißbrotstückchen. Und ich merke zum ersten Mal, wie unterschiedlich Öl schmecken kann. Ich entscheide mich für die mildere Variante, die nicht ganz so scharf hinten im Rachen ist, wir kaufen noch zwei frisch geschlachtete Hühnchen, und so bepackt treten wir den Rückweg zur Homebase an – nur um zehn Minuten später wieder aufzubrechen. Diesmal in die Innenstadt, um einen Mörser zu kaufen.

Der Tag war fast schon rum, als wir endlich Zeit für das Abendessen hatten. Die zwei Hühnchen werden aus der Folie gewickelt, ich entferne das Gummi, das sie zusammenhält und habe das gleiche Gefühl wie gestern beim Lamm: Ich sehe das Tier und nicht mehr nur ein Stück Fleisch, und ich kann mal kurz danke sagen. Jetzt weiß ich auch, warum eine Hühnerbrust so aussieht, wie sie aussieht, weil ich jetzt weiß, wo sie sitzt. (Lus Mantra: Nähe zum Produkt. Nähe zum Produkt.) Die Vögel landen zum Anbraten in heißem Öl, werden mit Milch übergossen, eine Handvoll Salbeiblätter, abgeriebene Zitronenschale und gefühlte 20 Knoblauchzehen dazu, Deckel drauf, ab in den Ofen mit Omas Schmortopf.

Während das Huhn gar wird und mal wieder herrlichster Duft durch unsere Wohnung zieht, mixe ich aus verschiedensten Salzen und Kräutern eine Würzmischung zusammen, die in den nächsten Tagen auf irgendeinem Fisch landen soll. Dann verkosten Lu und ich mehrere Öle, die ich bereits vorrätig habe, sowie das neu erstandene; ein bisschen pur auf eine Untertasse gießen, dran riechen, kurz nippen und dann mit gespitztem Mund Luft einsaugen, sodass sich alles verteilt und auch der Rachen noch was mitkriegt. Ich schmecke pures Olivenöl und finde es großartig, sich so ausführlich und liebevoll mit Essen zu beschäftigen – und kann es kaum fassen, welche Schätze ich in meiner Küche habe.

Der Kerl ist inzwischen auch zu Hause und darf den Mörser einweihen; er produziert aus grobem Meersalz und kleingeschnittenem Rosmarin ein Rosmarinsalz, das er noch durch ein Sieb streicht, um es feiner und haltbarer zu machen. Währenddessen waschen wir eine Runde Kopfsalat und vermischen ihn mit ein bisschen Rucola und Radicchio. Das Dressing besteht aus Zitronensaft, einer Zwiebel, ein paar gelben Tomätchen aus Lus Garten, Olivenöl und – Ahornsirup. Den habe ich bisher nur über Pfannkuchen gekippt, lerne aber jetzt, dass er großartig mit Zitrone zusammenpasst. Trotzdem werden Salat und ich wahrscheinlich wirklich keine Freunde mehr, denn trotz der verschiedenen Geschmäcker, die mir grün und nussig und fein-bitter entgegenkommen, habe ich das Gefühl, einen Haufen Taschentücher zu essen. Ich vermisse Gurken, Tomaten und Paprika.

Das Hähnchen ist gar, Lu zerteilt das erste, ich gucke zu und zerteile dann mit Omas Geflügelschere knackend das zweite. Das Fleisch ist buttrig-zart, die Haut knusprig, und es duftet himmlisch. Zum Essen gibt es heute einen Tempranillo Rosé, der in seiner roten Form laut Lus Weinbuch nach Brombeeren, Tabak und Schokolade schmecken soll. Ich schnuppere, finde keine Brombeere, kann aber auch nicht sagen, was es sonst sein soll, bis Lu meint: «Himbeere.» Logisch. Himbeere. Klar. Ich finde es sehr spannend, Gerüche oder Geschmäcker in der Nase oder im Mund zu haben, sie zu kennen – und doch nicht benennen zu können. Lu vergleicht es mit dem Erlernen einer Fremdsprache, ich fühle mich an den Gesangsunterricht erinnert, wo ich mit meinen Händen einen imaginären Raum über mir beschrieben habe, um höher singen zu können. Einfach eine neue Art, sich mit etwas auseinanderzusetzen, eine Art, die ich noch lernen muss. Im Mund verwandelt sich die Himbeere in eine reife Erdbeere und erinnert an dicke Bowlegläser auf einer Terrasse mit bunten Lichtern. Das zarte Huhn macht die Erdbeere im Mund noch größer, das Zitronendressing bringt sie zum Hüpfen. Ich sitze wie gestern bräsig-beseelt am Tisch und freue mich auf morgen. Da gehen wir Käse kaufen. Und Wein. Und irgendwann diese Woche Fisch. Und dann krieg ich einen Crashkurs in Weinkunde. Und wir organisieren die Speisekammer um. Und irgendwann lese ich mal wieder ein Buch.

Blogeintrag 27. August

Gut essen, Tag 3 – der Käseigel ohne Igel

Unser Tagesausflug heute ging ins Mercado in Hamburg-Altona. Lu hatte mich gefragt, ob ich Läden habe, die mich inspirieren, auch wenn ich meist nur nichtskaufend durch die Gegend irre. Also Orte, an denen ich Essen optisch und olfaktorisch toll dargeboten kriege. Meine Antwort: Mercado. Mal abgesehen davon, dass ich dort immer im Bodyshop für Nachschub an Bodylotions und Shampoos sorge oder im Buchladen nur mal rumgucke und nie was kaufe *hust*, mag ich das Mercado, weil da nicht nur mein Lieblingsblumenladen ist, sondern weil es dort immer unglaublich gut riecht und alles wahnwitzig lecker aussieht. So bummelten wir (ICH BIN WIRKLICH EINE BUMMLERIN! ES GEHT NICHT MEHR WEG!) zunächst zur Käsetheke, um zu gucken, dann zum Bioladen, um zu gucken, zum Türken, um zu gucken, zum Italiener, um zu gucken, zum Gemüsestand, um zu gucken, zum Weinhändler, um zu gucken, und zum Blumenstand, um zu gucken. Gekauft haben wir überall was, bis auf den armen Blumenstand, obwohl ich dort am liebsten zugeschlagen hätte.

Einkaufen geht zurzeit so: Lu fragt mich, was ich mag, was ich mir vorstellen könnte zu probieren, welche Geschmacksrichtungen mir liegen, und erzählt mir dann, was es da noch außerhalb meines schmalen Esshorizonts gibt. Im Mercado haben wir vor so ziemlich jedem Stand rumgelungert, und Lu hat mir die komplette Auslage erklärt: Welches Lebensmittel ist gut, welches weniger. Wobei «gut» nicht bedeutet «keine Kalorien», sondern «gut für mich, gut für meinen Körper, gut für meine Seele». Und «weniger gut» bedeutet nicht «niemals essen», sondern «in Maßen ist alles gut». Die Verkäufer und Verkäuferinnen an den Ständen haben sich sicherlich gewundert, warum da eine Frau eine andere eine Viertelstunde lang bequatscht und auf die Waren deutet, weswegen ich gerade das Gefühl habe, ich müsste ein Schild um den Hals hängen haben: «Ich lerne gerade essen. Bitte haben Sie etwas Geduld, während mein Coach mir Ihre Produkte erklärt. Wir melden uns schon, wenn wir wirklich etwas kaufen wollen. Vielen Dank für die Aufmerksamkeit.»

In unseren Tüten landeten Paprika, Gurken, Tomaten, ein Topf Rosmarin, ein Topf Basilikum, theoretisch ein Topf Schnittlauch und Petersilie, wenn wir uns eine Liste gemacht hätten, aber nein, ich sollte mich ja inspirieren lassen, das hab ich jetzt davon, KEINEN SCHNITTLAUCH UND KEINE PETERSILIE, aber dafür dreierlei Oliven, Schafskäse, Ziegenkäse, Parmesan, Scamorza, Feta mit roten Zwiebeln, Feta mit Paprika, Feta mit Joghurt und Basilikum, Biomilch, Rotwein, Cidre (pour le Kerl), Bündnerfleisch, ein leeres Portemonnaie und einen Zentner Vorfreude.

Aber bevor wir diese ganzen Schätze in ein Abendessen verwandelt haben, gibt's erst mal Mittag. Dafür benutze ich zum ersten Mal den Mörser und zwar, um aus Olivenöl, Basilikumblättern, Meersalz, buntem Pfeffer, Parmesan, Knoblauch und Pinienkernen das leckerste Pesto der Welt zuzubereiten. Ich habe den Teller ausgeleckt, so großartig war das Pesto. Was ich so spannend finde: Ich kann jede einzelne Komponente rausschmecken und gleichzeitig das Gesamtwerk genießen. Unser bisheriges Fertigpesto hat mir auch geschmeckt, aber da hätte ich beim besten Willen nicht sagen können, was drin ist. (Und wenn man auf die Packung guckt und sieht, was drin ist, will man auch gar nicht mehr die Einzelteile schmecken.)

Zum Nachtisch gibt's frische Ananas, für die ich den Zitronenmelissetopf plündere. Lu hat aus unserer Fensterbank einen Kräutergarten gemacht: Da stehen jetzt Rosmarin, Liebstöckel, Basilikum, Oregano, Salbei und Zitronenmelisse. Und demnächst noch Schnittlauch und Petersilie.

Abends gibt's dann für Kerl und mich die Riesenprobierplatte, während Lu sich mal von uns Freizeit gönnt. Ihre Anweisung: Zeit nehmen, alles alleine probieren, alles in allen Kombinationen probieren, mal 'nen Schluck Wein oder Cidre dazu, dann wieder Wasser, Wein mit allen Kombinationen probieren und vor allem: genießen. Hat wunderbar funktioniert. Käse und Wein geht ja immer, sowohl der 30 Monate gereifte Parmesan als auch der rauchige, milchige Scamorza machen aus dem Erdbeerrosé einen Wilderdbeerbusch. Der Ziegenkäse veredelt die Paprika mehr als die Tomaten, die gelben Zucchini haben einen Hauch von Hühnchennachgeschmack, die grünen Oliven schmecken im Vergleich zu den schwarzen fast industriell. Auf meinem Teller vermischen sich Feta mit Olivenöl und unserem selbstgemachten Rosmarinsalz, die Kräuter der schwarzen Oliven mit dem Innenleben einer aufgeschnittenen Strauchtomate. Ich fühle mich wie im Urlaub, nur dass unser Buffet nach Mittelmeer duftete, ohne nach Hund zu stinken.

Und jetzt sitze ich gerade satt und zufrieden auf dem Sofa und klebe massenweise Post-its in Lus Weinbuch, weil ich mal durchgucken sollte, welche Aromen mir denn gefallen könnten. Morgen steht die Weinprobe an. Und die Mutprobe: der Fischhändler.

Blogeintrag 28. August

Gut essen, Tag 4 – die 62%-Hormonsause

Heute ist Verkostungstag: erst Fisch, dann Wein.

Ich weiß nicht, ob es an meinem Sternzeichen liegt, aber ich habe mich noch nie wirklich an Fisch rangetraut. Seelachsfilet aus der Tiefkühltruhe, Schlemmerfilet Bordelaise, Fischmac bei McDonald's und ein- oder zweimal Pangasiusfilet, weil ich das öfter im «Perfekten Dinner» gesehen habe – das war bisher meine kulinarische Reise in die Ozeane. Das sollte sich jetzt ändern, denn trotz Schwellenangst wurden der Kerl und ich zu einem netten Fischhändler um die Ecke geprügelt. Im Laden liegen nicht nur diverse Fische auf Eis, es gibt auch Salate, eine üppige Käsetheke und eine Menge italienischen Kram zum Einkaufen.

Erster Eindruck: Es riecht nicht nach Fisch. Gute Sache. Lu erklärt wieder eine Viertelstunde lang anderer Leute Produkte, die drei freundlichen Mitarbeiter lassen sie gewähren, fragen ab und zu, ob sie was für uns tun können und lassen uns dann wieder in Ruhe. Der Kerl und ich gucken uns Fische an: Wie sie uns gefallen, welche uns sympathisch sind, welche so aussehen, als würden wir sie gerne essen. Ich finde Fische wunderschön und gucke daher etwas unentschlossen. Trotzdem haben der Kerl und ich uns für die nächste Zeit eine Forelle vorgenommen (seine Wahl) oder einen Loup de Mer (meine). Für heute sollen es eher kleine Häppchen werden, damit wir uns einfach mal durch verschiedene frische Fische durchprobieren. Wir lassen Lu aussuchen, und die netten Menschen hinter der Theke packen uns Seelachsfilet ein, Lachssteak, Pangasiusfilet, Seeteufel und Viktoriabarsch. Dazu noch ein Stück geräucherten Aal und eine politisch völlig unkorrekte Schillerlocke. In unserem Kühlschrank liegt bereits geräucherter Lachs aus dem Supermarkt.

Zu Hause nähern wir uns mal wieder dem Produkt. Zuerst riechen: Seelachsfilet riecht für mich nach Nordsee-Filiale, Lachs metallisch-fein, Pangasius nach einer sehr zarten Meeresbrise, Viktoriabarsch nach Sylter Gischt und der Seeteufel nach einem souveränen Kerl, der kurz durch Salz gewatet ist. Der Kerl und ich nehmen am Tisch Platz, während Lu eine Runde Frontcooking macht: «Nur Olivenöl und Salz, damit ihr erst den unverfälschten Geschmack kennenlernt. Zitrone und Gewürze rüberhauen kann man immer noch.»

Ich habe während des Verkostens einen Merkzettel neben mir liegen, den ich auch später bei der Weinprobe vollgeschrieben habe. Ich will mir einfach merken, was ich alles esse, wie der erste Eindruck war und ob ich das nochmal haben will. Vorweg: Ich würde alles nochmal essen, was wir von Neptun geschenkt bekommen haben, denn es hat alles geschmeckt. Hätte ich nicht gedacht. Vor allem vom Aal nicht, denn natürlich habe ich «Die Blechtrommel» gesehen.

Aber zuerst wird mal der erste Wein entkorkt. Die vielen Post-its im Weinbuch hat Lu geordnet, mir ein bisschen was zu meinen offensichtlichen Vorlieben erzählt, und daraufhin haben wir uns ein paar Weine ausgesucht, die wir dann bei basic und im Supermarkt eingekauft haben. Es war nicht nötig, in eine Weinhandlung zu gehen, denn wir wussten, was wir haben wollten. Und wenn ich demnächst mal zum Profi gehe, habe ich eine prima Grundausstattung an Geschmäckern und Noten, mit denen der Händler oder die Händlerin was anfangen können.

Zum Fisch gibt es meinen bisherigen Lieblingswein, der einzige, dessen Namen ich mir irgendwann mal gemerkt hatte: Muscadet. Das Verkosten geht so: erst mal einschenken (ach was) und das Glas gegen etwas Weißes halten, um die Farbe zu beurteilen. Die Beschaffenheit des Weines zur Kenntnis nehmen: klar, trüb, moussierend … Dann die erste Nase. Wein noch nicht schwenken, sondern nur die Nase reinhalten und einen ersten Einruck mitnehmen. Der Muscadet riecht für mich nach Atlantikbrise. Dann kommt die zweite Nase: den Wein schwenken und nochmal riechen. Auf einmal ist ein Hauch von Zitrone zu spüren. Und jetzt geht der Spaß los: einen Schluck nehmen, ihn im Mund verteilen und von außen ein bisschen Luft einsaugen. Da wir seit Montag jeden Abend Wein getrunken haben, kann ich inzwischen Luft in den Mund holen, ohne zu sabbern, worauf ich sehr stolz bin. Die Geräusche sind zwar alles andere als damenhaft, aber das Luftreinholen ist kein doofes Chichi, sondern verändert den Geschmack wirklich. Aus dem Zitronenhauch wird eine schöne, saftig-gelbe Zitrone, die aber nur ganz kurz im Mund bleibt, um dann mit der Brise im Rachen zu verschwinden. Keine Sekunde später ist alles weg, wie bei Ebbe das Meer.

Zum Fisch passt der Muscadet angeblich hervorragend. Ich sage da mal «ja» zu, weil ich mich in der nächsten Zeit mehr auf das Meeresgetier konzentriert habe und weniger auf den Wein. Das Pangasiusfilet hat einen sehr unaufdringlichen, sanften Geschmack mit einer winzigen Eiernote, die aber verfliegt, sobald Zitronensaft dazukommt. Der Seelachs schmeckt fischiger, hat eine mir zu weiche Konsistenz und ist von allen Fischen, die wir probiert haben, der banalste. Das Lachssteak hat mich umgehauen. Ich hatte einen Heidenrespekt vor den Gräten, die aber netterweise so riesig sind, dass ich sie vorher gesehen habe. Und dann kam ein ganz anderer Geschmack als der Lachs, den ich von Sushi kannte. Phantastisch. Der Seeteufel hat mir noch besser gefallen; er war sehr markant, ohne anstrengend zu sein.

Den Viktoriabarsch bereitet Lu mit unserem selbsthergestellten Würzsalz zu, während nebenbei eine Runde mediterranes Gemüse mit Rosmarin und Meersalz zu einem Ratatouille einköchelt. Wir waren aber alle nach dem Fisch schon so satt, dass das Gemüse erst morgen Mittag zum Einsatz kommt. Den Barsch mag ich auch, aber ich glaube, ich würde am ehesten den Seeteufel und das Lachssteak nochmal essen wollen.

An den geräucherten Fisch habe ich mich zunächst nicht rangetraut, obwohl das Raucharoma natürlich toll riecht. Aber nachdem Lu und der Kerl die Haut vom Aal abgezogen und das weiße, weiche Fleisch auf ein Stück Graubrot gelegt haben, will ich auch probieren – und bin angenehm überrascht. Würzig, fettig, rauchig, lecker. Die Schillerlocke hat einen etwas edleren Geschmack als der Aal, war aber noch fetter. Die werden wir sowieso nicht mehr kaufen, denn der Dornhai soll gefälligst seine Bauchlappen behalten. Der Supermarkt-Räucherlachs ist okay, stinkt aber nach dem ganzen Frischfisch total ab.

Für den Kerl war der Abend beendet, für Lu und mich fängt er an. Denn jetzt kommen die restlichen zwei Weißweine und ein roter, zu mehr waren wir dann doch nicht mehr fähig. Wir haben alle Weine mit jeweils Parmesan, Scamorza und Ziegenkäse probiert, dazu ein bisschen von dem mediterranen Gemüse. In die Mitte vom Tisch kam der Spucknapf (vulgo: meine liebste Kuchenrührschüssel), den wir aber nur dazu benutzt haben, die Restweine zu verklappen. Wenn man mehrere Weißweine hintereinander verkostet, muss man übrigens nicht dauernd ein neues Glas nehmen. Man kippt den alten Wein weg, gießt ein bisschen vom neuen ein, schwenkt das ordentlich durch und kippt das dann auch weg. Jetzt ist eher der neue Wein im Glas. Da geht der Muscadet hin. Enter the Riesling.

Unser erster Wein: ein deutscher Riesling vom Weingut Hammel & Cie, Pfalz, 2008, 12 %, aus dem Supermarktregal.

Der Wein ist goldgelb und klar. Erste Nase sagt Mango, Lus erste Nase sagt Birne. Zweite Nase bleibt bei Mango (Weinbuch sagt Aprikose). Beim Verkosten kommt ganz hinten im Rachen noch ein Stück Banane dazu. Und außerdem ein seliges Lächeln, denn, meine Fresse, ist dieser Wein großartig. Er bleibt für mehrere Sekunden im Mund, auch wenn der Schluck längst im Magen ist.

Mit Ziegenkäse: Die beiden umarmen sich hemmungslos. Man möchte ihnen zurufen, sich schnell ein Hotelzimmer zu nehmen und viele Kinder zu zeugen.

Mit Parmesan: Der Wein erschlägt den Käse, und die Memme wehrt sich nicht mal. Langweilig.

Mit Scamorza: Der Wein holt das Raucharoma des Käses so sehr in den Mund, dass es sich anfühlt, als würde man einen Kamin auslecken. Sehr unangenehm. Nicht nachmachen.

Mit Bündnerfleisch: Der Wein schleppt mit aller Kraft das Salzfass aus dem Keller. Die Mango hat keine Chance. Auch nicht so toll.

Mit Ratatouille: angenehm unaufgeregt. Allerdings schon fast so unaufgeregt wie Steuererklärung machen.

Mir blutet das Herz, den Rest in den Napf zu schütten, denn den Wein werde ich mir auf alle Fälle nochmal holen. Er ist sehr fruchtig, sehr vollmundig und steht anscheinend auf Ziegen.

Nächster Kandidat: ein portugiesischer Vinho Verde von Aveleda, Peñafiel, 2008, 10 %, auch aus dem Supermarkt. Ein äußerst junger Wein, sehr hell, fast silbern im Glas, er moussiert leicht.

Erste Nase sagt: Wasser. Zweite Nase sagt: Wasser mit ’nem bisschen Himmel drüber. Erst im Mund entfaltet sich ein hauchfeines Aroma, eine ganz kleine Zitrone, eine Dame, die sich nicht so breit macht wie der Riesling.

Mit Ziegenkäse: wie beim ersten Date. Man guckt sich an, schleicht umeinander rum, verspricht sich gegenseitig «Ich meld mich» und vergisst im Weggehen schon, wie der andere ausgesehen hat.

Mit Weintraube: Die süße grüne Traube gewinnt das Duell haushoch, aber der Wein perlt mutig dagegen an. Jedenfalls mehr als vorher.

Mit Parmesan: sehr angenehm. Der Käse schmeckt salziger, der Wein fruchtiger.

Mit Scamorza: geht genauso wenig wie mit Riesling. Schmeckt nur nach Rauch, und aus der Zitrone wird wieder Wasser. Ohne Himmel drüber.

Mit Ratatouille: angenehm, aber langweilig. Lieber ’ne Folge «Lost» gucken.

Wir sind inzwischen pappsatt, aber absolut nicht betrunken. Ich finde es unglaublich faszinierend, konzentriert an Wein heranzugehen anstatt ihn einfach wegzusüppeln. Und es geht wirklich: Schon nach ein paar Tagen fängt man an, Aromen wahrzunehmen, die vorher nicht da waren bzw. wo man vorher nur gesagt hat «schwerer Weißer» oder «fruchtiger Roter». Und man kann es auf einmal in Worte fassen, die über «lecker» hinausgehen. Außerdem bekommt man auf einmal einen Heidenrespekt vor dem Produkt, das offensichtlich so viele Facetten hat, die man ihm aber erst mal entlocken muss.

Auf zum letzten Wein: ein italienischer Primitivo von Botter, Apulien, 2007, 13 %, Supermarkt. Eigentlich wollten wir auch noch einen kalifornischen Zinfandel verkosten, denn die beiden Weine teilen sich die gleiche Rebsorte, heißen nur anders und kommen aus verschiedenen Teilen der Welt, aber unsere Nasen sind schon ziemlich durch. Und ich kann allmählich keinen Scamorza mehr sehen, obwohl ich den gestern so toll fand.

Erste Nase sagt: Mon-Chéri-Kirschen, die schon lange im Keller liegen. Zweite Nase sagt: Wow, da sind durchs Schwenken mal eben zehn Prozent mehr Alkohol dazugekommen. Der Wein ist tiefrot, schon fast braunrot, und ich kann nicht durch ihn hindurchsehen.

Mit Scamorza: Der Käse raucht Signore Primitivo die Hütte voll, woraufhin ihm dieser in die Stiefel pinkelt. Geht gar nicht und macht schlechte Laune.

Mit Parmesan: Sehr lustig – wenn man erst den Wein trinkt und dann den Parmesan isst, knacken auf einmal die Salzkristalle im Käse, der nussige Geschmack tritt zutage, großartig.

Wenn man allerdings erst den Käse isst und dann den Wein trinkt, haut ihm dieser die Hucke blau. Guck, da liegt der kleine Käse. Er war mal lecker.

Mit Ziegenkäse: Die Ziege wehrt sich lange und hartnäckig, aber spätestens im Rachen wird sie plattgemacht. Auch sie hat keine Chance gegen den Primitivo.

Eigentlich sollte die Ziege der Höhepunkt sein. Aber Lu hatte noch einen Schatz parat: dunkle Schokolade mit 62 % Kakaogehalt und – Fleur de Sel. Ich gucke skeptisch, mache ja aber gerade alles, was Lu sagt, nehme also ein Stück Schokolade und lasse es auf der Zunge zergehen. Ganz. Langsam. Zuerst schmecke ich Kakao, tiefen, dunkelbraunen, gutschweren Kakao. Und dann plötzlich eine salzige Spitze, die aber nicht alles versalzt, sondern sich mit dem Kakao verbindet und mit ihm zusammen ein phantastisches Aroma im Mund ergibt, rund, voll, als ob man eine ganze Sommernacht auf dem Balkon gesessen und alle Probleme dieser Welt gelöst hat. Ich greife zum Rotweinglas und nehme einen Schluck Primitivo, während die Schokolade weiter mit den Salzkristallen vor sich hinschmilzt. Der Rotwein umarmt die Schokolade, die Salze tanzen auf der Zunge, und meine Hormone feiern auf einmal im ganzen Körper eine Riesenparty. Hallo, Singles dieser Welt: Ihr braucht keine Männer, keine Frauen und keine Wasauchimmer. Ihr braucht nur diese Schokolade und einen guten Rotwein. Ganz, ganz ehrlich.

Blogeintrag 30. August

Gut essen, Tag 5 – das nachdenkliche Finale

Lu kennt mich seit Jahren. Sie kennt meine Essgewohnheiten seit Jahren. Und sie kennt mein Gefühl, dass Essen mein Feind ist, mit dem ich manchmal Waffenstillstand schließe, den ich aber eher bekämpfe, indem ich ihn totesse. Meistens erwischt es die Soldaten aus Schokolade, Chips und Fertigfraß, die kann man schnell erledigen, ohne sich Gedanken um sie machen zu müssen. Den Rest der Armee, die Jungs mit den Vitaminen und Nährstoffen, die so lecker in den Märkten rumliegen, die tun mir nicht weh, die kommen mir gar nicht erst ins Haus, die bleiben schön auf Distanz.

Ich habe schon mit mir gerungen, als Lus Angebot kam, mich und den Kerl mal ein paar Tage zu begleiten. Um mir die Angst vor dem Feind zu nehmen und mir vielleicht sogar zu zeigen, dass das alles ganz friedliche Kerle sind, mit denen man prima um die Häuser ziehen kann. Mein erster Gedanke war, och nee, ich mach lieber weiter kiloweise Schokolade platt. Ich kann mich seltsamerweise nicht an den zweiten Gedanken erinnern, nur dass ich schnell getippt habe: «Ja, klar, komm vorbei, du bist hiermit gebucht» und dann auf «Absenden» geklickt habe, bevor mein Gehirn meine Finger eingeholt hat.

In den zwei Wochen, die zwischen der Mail und Lus Ankunft lagen, habe ich extra viel Energie darauf verschwendet, die Armeen aus Gummibärchen (Entschuldigung) und Ben & Jerry's und Lindt zu verkloppen, denn ich wusste, bald darf ich das nicht mehr. Überraschung: Ich darf das immer noch. Aber nach ein paar Tagen gutem Essen ist wenigstens der Wunsch da, ihnen mal eine lange, lange Pause zu gönnen.

Ich habe nicht nur mit Lus Angebot gerungen, sondern auch mit der Frage, ob ich darüber bloggen sollte. Essen ist für mich etwas sehr Privates, weil ich es nie als etwas Normales empfunden habe. Ich habe nie gelernt, normal zu essen, auch wenn sich meine Familie damit genug Mühe gegeben hat. Anfangs wollte ich nicht, und irgendwann konnte ich nicht mehr. Ich habe kein Maß mehr gekannt, kein Gefühl mehr für mich und meinen Körper gehabt, habe mich zu dick gefühlt, als ich normalgewichtig war, und normal, als ich schon längst alle Normen hinter mir gelassen hatte.

Auch über mein Übergewicht schreibe ich sehr selten, denn das ist die simpelste Angriffsfläche von allen. Als ich es doch einmal getan habe, kamen sehr, sehr viele Mails – und keine einzige davon enthielt ein Schimpfwort. Was mich sehr gefreut hat und, das muss ich zugeben, auch freudig überrascht. Deswegen habe ich euch an meinen letzten Tagen teilhaben lassen. Einfach weil ich hoffe, dass es auch diesmal vielleicht ein paar Leute gibt, die sich etwas weniger alleine und doof und überfordert fühlen.

Ich weiß, dass mein Generve mit dem Futter nicht nach vier Tagen erledigt ist, dafür habe ich schon zu viele vergebliche Versuche hinter mir. Aber ich habe das Gefühl, dass ich diesmal weitaus mehr Input und Hilfestellung bekommen habe als sonst. Durch einen ganz einfachen und doch so schwierigen «Trick»: Ich habe gelernt, Freude am Essen zu empfinden. Ich habe gelernt, wie einfach ich glücklich zu machen bin, indem ich etwas Gutes kaufe, es ohne viel Firlefanz und 28 Zutaten zubereite und dann: esse. Genieße. In mich reinhorche, was ich gerade alles schmecke und rieche, wie es sich auf der Zunge anfühlt und wie lange ich danach satt bin.

Einige Mails sind schon angekommen, einige Blogs haben die Reihe verlinkt, und auch auf Twitter kamen ein paar Anmerkungen. Die beste Reaktion kam allerdings von Paulsens Schwester. Lu, Paulsen[9], seine Frau und ich saßen gestern in einem sehr netten Weinlokal zusammen, um die Woche ausklingen zu lassen, als Paulsens Telefon klingelte: «Schwester! Ich sitze hier mit Anke und Lu.» Kleine Pause, dann fing er an zu lachen und meinte zu uns: «Meine Schwester meinte, wie lustig, ich hab gerade vor zehn Minuten Ankes Blog gelesen, die Story mit der Weinprobe. Sie wollte sich grad 'ne Runde Wein kaufen gehen.»

In diesem Sinne: Geht essen. Und genießt es. Ich lerne das gerade.

Blogeintrag 16. September

Bisher war für mich beim Einkaufen immer wichtig: Wie gut kann man da parken bzw. wie nah ist die nächste Bushaltestelle. Deswegen habe ich jahrelang in einem Riesensupermarkt eingekauft, der alles hatte und dazu prima Öffnungszeiten und selten ein volles Parkdeck.

Seit ich ein bisschen darauf achte, was ich so in mich hineinwerfe, habe ich festgestellt, wie unglaublich mies das Gemüse schmeckt, das ich in ebendiesem Supermarkt jahrelang klaglos gekauft habe (wenn ich denn mal Gemüse gekauft habe). Dass die blassen Gewächshaustomaten nicht gegen die knallroten vom Markt anstinken können, war mir schon klar, aber inzwischen schmecke ich Unterschiede bei Bohnen, bei Paprika und vor allem bei Möhren. Die kaufe ich schon länger in Bioqualität bzw. die aus dem Supermarkt, auf denen Bio steht. Nur um jetzt allmählich zu merken: Da geht auch noch was in Richtung guter Geschmack.

Es sind gerade einmal vier Wochen, in denen ich bewusst esse – und ich ahne, dass ich aus dieser leckeren Falle nicht mehr rauskomme. Vor einigen Tagen hatte ich meinen Magen frühzeitig auf frische Nudeln mit selbstgemachtem Pesto zu Mittag eingestellt, nur um dann zur Mittagszeit zu merken: nicht mehr genügend Mehl im Haus. Und anstatt nun die geschätzten fünf Kilo Fertignudeln anzubrechen, die natürlich noch bei uns in der Speisekammer liegen, bin ich zum Supermarkt gegangen (gegangen!), um mir Mehl nachzukaufen. Denn wenn ich schon das Pesto selbst mache, sollen die Nudeln dagegen nicht abstinken.

Anderes Beispiel: Letzten Freitag gab's bei uns Fisch (auch so eine tolle neue Sache). Da der Kerl keinen Alkohol trinkt, ich aber inzwischen seeeehr auf den Geschmack gekommen bin, zu jedem Abendessen ein Glas Wein zu trinken, habe ich über das passende Getränk zum Fisch nachgedacht. Im Kühlschrank stand schon ein offener Riesling, von dem ich aber wusste, dass er zarten Fisch einfach plattmacht. Also habe ich eine Flasche meines geliebten Muscadet gekauft, von dem ich wusste, dass er gut mit Meeresbewohnern klarkommt – und habe nun zwei offene Flaschen bei mir rumstehen, einfach weil ich keinen okayen Wein trinken wollte, sondern einen passenden.

Das Biogemüse aus dem Supermarkt finde ich inzwischen eher naja, weil ich weiß, wie gut zum Beispiel die Tomaten vom Marktstand oder vom Türken um die Ecke schmecken können. Ich weiß inzwischen, dass eigentlich alles mit frischen Kräutern noch besser schmeckt. Ich traue mich, an alles Pfeffer zu geben, vor dem ich vorher einen Heidenrespekt hatte, von dem ich jetzt aber weiß, wie herrlich er Geschmäcker hervorkitzelt, wenn man ihm die Chance dazu gibt. Ich frage an der Käsetheke nach mir unbekannten Sorten, um etwas Neues auszuprobieren. Der Kerl steht klaglos in Schlangen in Metzgereien, und ich dränge mich freiwillig durch Menschenmassen auf Märkten anstatt bequem mit dem Auto zum leeren Supermarkt zu fahren und belanglose Nahrungsmittel zu kriegen. Ich backe Brot selber, ich benutze meine Nudelmaschine wieder, und gestern habe ich auch die Eismaschine mal wieder angeworfen, um aus frischen Himbeeren, Joghurt und Ahornsirup Fruchteis herzustellen. Ich gewöhne mich sogar langsam an Espresso ohne Zucker, um auch hier den unverfälschten Geschmack kennenzulernen, der mir bei allen anderen Lebensmitteln inzwischen so wichtig geworden ist.

Und: Der Kerl und ich schaffen es nach über fünf Jahren Beziehungszeit endlich, regelmäßig gemeinsam am Abendbrottisch zu essen, trotz weiterhin unterschiedlicher Tagesabläufe. Aber das ist uns inzwischen wichtiger geworden als bequem vor dem Rechner oder dem DVD-Player Zeug in uns reinzuwerfen: gemeinsam entscheiden, was man kocht, eventuell gemeinsam einkaufen oder kochen, je nachdem wer Zeit hat, und dann eine Stunde damit zuzubringen, ein frisches, leckeres Essen zu genießen. Plus Wein und Käse und Obst zum Nachtisch (gerne auch in Eis- oder Kompottform) und Espresso und eventuell Grappa für die Dame des Hauses.

Nebenbei: Ich habe seit Wochen kein «Perfektes Dinner» mehr gesehen.

Ich lerne essen. Mit 40. Irgendwann muss man ja anfangen

Ich glaube, die meisten Menschen essen «schlechtes» Essen, weil sie es nicht besser wissen. Oder nicht besser können. Und ich glaube, die meisten trauen sich einfach nicht, um Hilfe zu bitten, wenn es um so etwas scheinbar Einfaches wie Essen geht. Viele von uns sind mit Fertiggerichten groß geworden oder haben nie richtig kochen gelernt – woher sollen wir wissen, wie genau jetzt ein Schweinebraten zuzubereiten ist oder ein Apfelpfannkuchen oder auch nur Spaghetti aus der Packung, die nach mehr schmecken als Salzwasser, wenn es uns niemand beigebracht hat? Wir konnten ja auch nicht Fahrradfahren oder Schwimmen, bevor uns jemand gezeigt hat, wie es geht, und jetzt, wo wir es können, müssen wir gar nicht mehr über die Bewegungsabläufe oder die Koordination von Körperteilen nachdenken, wenn wir fahrradfahren oder schwimmen. Natürlich ist es einfach. Aber nur, weil wir gelernt haben, wie es funktioniert. Wieso machen wir das nicht auch mit Essen?

Vor dem Foodcoaching stand ich gerne im Supermarkt und überblickte die Vielfalt an Obst und Gemüse, nur um mir einzugestehen: Ich weiß gar nicht, was ich damit anfangen soll. Klar hatte ich schon mal einen Salat gemacht, aber ehrlich gesagt dachte ich bei Salat an Diäten und Verzicht und «Den darf ich essen, weil der wenig Kalorien hat». Und wenn man so viele Diäten hinter sich gebracht hat wie ich, möchte man daran einfach nicht denken. Dass ein Salat so viel mehr ist als eine Ansammlung von Grünzeug, den nur Frauen essen, weil sie dauernd «auf ihre Linie» achten, während die Kerle die Steaks auf den Grill hauen, musste ich eben erst lernen. Genauso, wie ich erst lernen musste, dass man aus Obst und Gemüse mehr machen kann als Beilagen zu Fleisch oder schnarchige Rohkost.

Ein weiterer Grund, der mich lange davon abgehalten hat, «richtig» zu kochen: meine Kochbücher. Das Löffelkochbuch war ein guter Start, aber wenn man die Lammkeule und das Kartoffelgratin mehrmals zubereitet hat, möchte man ja auch mal was anderes machen. Also wollte ich mir weitere Kochbücher kaufen, die meinem damaligen Wissensstand entsprochen haben (liebe Kinder, das war vor den wunderbaren Zeiten des Internets). Ich suchte nach einfachen Rezepten, die keine seltsamen Zutaten beinhalteten oder Gewürze, von denen ich noch nie gehört hatte. Was schwieriger war als gedacht, denn natürlich sorgen Kochbücher dafür, dass man etwas Ausgefalleneres kocht als Kartoffelbrei oder Frikadellen. In meinem Regal stehen bis heute ein vegetarisches Kochbuch, in dem alle Suppen so aussehen, als seien sie aus Schlamm, und ein chinesisches, in das ich nach dem Kauf nie wieder reingeguckt habe. Der Besitz der Bücher gab mir das Gefühl, ich hätte es versucht, aber natürlich blieb alles beim Alten.

Noch ein Problem: die Zutaten. Meist ließ meine Kochlust schlagartig nach, wenn in den Rezepten Gewürze vorkamen, die ich nicht besaß. Manchmal erstand ich eine Dose, die dann einmal benutzt wurde, bevor sie unberührt ihrem Verfallsdatum entgegenstaubte. Deswegen ließ ich solche Rezepte eher links liegen, weil ich wusste, dass ich diesen seltsamen «Szechuanpfeffer» nie wieder benutzen würde. Auf die Idee, die neu erworbenen Gewürze einfach mal an Speisen zu geben, die ich sonst zubereitete, kam ich nicht mal. Man kann ja nicht einfach Szechuanpfeffer über grüne Bohnen streuen, wo kommen wir denn da hin.

Deswegen finde ich es so wichtig, dass dich jemand an die

Hand nimmt, wenn du nicht weiterweißt. Natürlich ist es erst mal komisch, im gesetzten Alter nochmal die Anfängerin zu sein, aber wenn es Studierende über 60 gibt oder ältere Menschen, die Computerkurse belegen, warum dann nicht auch Männer und Frauen über 30, 40, 50, die sich zum ersten Mal ernsthaft mit Nahrung und ihrer Zubereitung beschäftigen?

Was mir am Foodcoaching so gut gefallen hat, war, dass Lu keinen Plan dabei hatte, welche Lebensmittel gut und welche schlecht sind, was wir gefälligst essen sollen und was um Gottes willen nicht. Dass unsere Fertigbrühen verklappt wurden – geschenkt. Das konnte ich nachvollziehen, denn bei einer bewussten und genussvollen Ernährung sollte möglichst wenig Chemie dabei sein. Ach ja, «bewusste Ernährung»: Eigentlich ein blöder Ausdruck, denn er klingt sofort nach Einschränkung, Selbstkasteiung, «Das darf ich nicht, und das darf ich nicht, und das darf ich erst recht nicht». Da war ich doch schon einmal, und da wollte ich nicht wieder hin. Das Tolle an Lus Konzept war aber: Es gibt keine Verbote. Es gibt nur die Ansage, «bewusst» zu essen, also auf mich, auf meinen Hunger und meine spontane Lust auf bestimmte Lebensmittel zu achten – was für mich eine ganz neue Art von Essen war, denn die letzten 20 Jahre hatte ich ja damit zugebracht, gutes von bösem Essen zu unterscheiden und mich konstant mies zu fühlen, weil ich das böse Essen nun mal lieber mochte als das gute. Dass «bewusste Ernährung» mich in den Mittelpunkt stellt und keine Ernährungstabellen, Studienergebnisse und Schlagzeilen, war für mich etwas ganz Neues. Wie – auf mich hören? Auf meinen Körper hören? Das hatte ich mir doch jahrelang bei jeder Diät abtrainiert. Deswegen war das eigentlich das Wichtigste, was ich in den Tagen des Foodcoachings gelernt habe: mich ernst zu nehmen. Auf mich zu hören. Mich nicht dafür zu verdammen, Lust auf Schokolade zu haben. Und was genauso wichtig war: zu lernen, dass ich sogar Lust auf Salat haben kann.

Auf diese Einstellung bezieht sich auch meine Widmung vorne im Buch. Der Satz, der bei mir all das in Bewegung gesetzt hat, von dem du in diesem Buch lesen wirst, lautet: «Du darfst alles essen, was du willst.» Lies das ruhig mal laut: «Du darfst alles essen, was du willst.» Klingt völlig anders als der ganze Kram, den du dir bis jetzt zu Herzen genommen hast? Vielleicht ist das der Grund, warum dein Verhältnis zum Essen ähnlich unentspannt ist wie meins. Essen hat heute so viele Funktionen bekommen, die weit darüber hinausgehen, uns einfach nur satt zu kriegen. Stattdessen machen wir uns einen Kopf um Kalorien, Kohlehydrate, Nährstoffe, Vitamine; unsere Nahrung soll uns vor Krankheiten schützen, uns älter werden lassen, uns dünner werden lassen – aber niemand sagt dir, dass deine Nahrung dich zuallererst einmal glücklich machen soll. Zufrieden. Ausgeglichen. Satt.

Gleichzeitig dient Essen inzwischen der Abgrenzung: Wer Neuengland-Hummer mit französischem Mineralwasser, in dem Eiswürfel aus grönländischen Gletschern schwimmen, zu sich nimmt, behauptet von sich selbst, einen anderen Status zu haben als diejenigen, die abends eine Portion Bratkartoffeln mit Speck verzehren. Nichts gegen Hummer und noch weniger gegen Bratkartoffeln, aber auch hier bekommt Nahrung einen Stellenwert, den sie gar nicht verdient hat. Sie macht satt, ja, aber gleichzeitig definiert sie ihren Esser oder ihre Esserin. Was gar nicht ihre Aufgabe ist, denn die ist immer noch: zufrieden, ausgeglichen und satt zu machen.

Essen hat auch eine moralische Komponente. «Darf ich das essen?» bezieht sich nicht immer auf Kalorien (wobei diese Frage sowieso eine ganz doofe ist, und ich hoffe, du stellst sie dir nie wieder), sondern inzwischen auch auf das Produkt selbst. Darf ich diesen Fisch noch essen, oder sorge ich damit für seine schrittweise Ausrottung? Darf ich diese Mango essen, die um die halbe Welt geflogen wurde? Darf ich im Winter Erdbeeren essen und im Sommer Chinakohl, wo doch der Saisonkalender etwas ganz anderes sagt? Eine eigentlich einfache Frage – was mache ich mir denn heute mal als Abendbrot? – wird zu einer komplexen Herausforderung, der viele Menschen irgendwann einfach ausweichen. Sie nutzen Fertigprodukte, um sich keine Gedanken um die Inhaltsstoffe machen zu müssen (die versteht ja eh niemand mehr), sie essen in Burgerketten oder Sandwichläden, damit sie sich die Frage, woher die einzelnen Zutaten kommen, erst gar nicht stellen müssen, und wer in einem heutigen Supermarkt steht, kann sowieso nicht mehr sagen, was gerade Saison hat und was nicht, weil alles immer und im Überfluss direkt vor unserer Nase liegt.

Und da beginnt das nächste Problem: die Überforderung. Es ist doch alles da – wieso weiß ich dann trotzdem nicht, was gut für mich ist? Wer sich jahrelang durch Diäten seine Instinkte und sein Hungergefühl abtrainiert hat, muss erst wieder lernen, dem eigenen Körper zu vertrauen. Ich hätte nicht geglaubt, dass es geht, aber – ich nehme schon mal eine große Pointe dieses Buchs vorweg – es funktioniert. Aber dafür muss man sich erst einmal überwinden und vielleicht jemanden um Hilfe bitten.

Für mich persönlich war es sehr hilfreich, dass mir jemand die ganz einfachen Grundlagen erläutert. So wie in den Biosupermärkten, wo Lu mir erklärt hat, was Mangold ist und was man so damit machen kann. Das ist auch etwas, was ich vom Coaching mitgenommen habe: keine Scheu mehr zu haben vor fremden Lebensmitteln. Selbst wenn ich nicht weiß, was Topinambur ist, kaufe ich das einfach, googele dann zu Hause nach Rezepten (oder mit dem Smartphone gleich am Gemüsestand) und koche dann etwas, was ich vorher noch nie gekocht habe. Was mir jahrelang so schwer gefallen ist – «einfach mal zu kochen» –, ist jetzt eine täglich wiederkehrende Freude. Wenn man es einmal geschafft hat, Einkaufen, Kochen und Neugier in den Tag einzuplanen, ist es immer wieder eine Belohnung. Und das Tolle: Weil man dauernd kocht und dauernd nach neuen Rezepten Ausschau hält, benutzt man auch endlich den Szechuanpfeffer, der erst ein Mal zum Einsatz gekommen ist. Je mehr man kocht, desto mehr Grundzutaten hat man im Haus. Ja, ich weiß, das hört sich sehr simpel an, aber selbst das war für mich etwas Neues. Und je mehr man im Haus hat, desto geringer ist der Widerstand, mal etwas Fremdes auszuprobieren.

Mein Aha-Erlebnis war, als ich in einem Foodblog über ein Rezept für Baba Ghanoush gestolpert bin, ein orientalisches Auberginenmus. Dafür braucht man Olivenöl, Zitronensaft, Tahin (eine Sesampaste), Knoblauch, Petersilie und natürlich eine Aubergine. Und als ich im Geist unsere Speisekammer durchging, stellte ich erfreut fest, dass ich gerade mal die Aubergine kaufen musste. Seit ich regelmäßig koche, sind Grundzutaten wie Knoblauch, Zitronen und Kräuter immer vorhanden, weil ich inzwischen weiß, dass ich sie in so ziemlich alles werfen kann. Selbst das Tahin war da, weil ich mir das mal für ein anderes Rezept gekauft hatte (einen sehr leckeren Spinatsalat mit Radieschen, Ingwer und einer Marinade aus Tahin, Zitronensaft und Senf). Zu wissen, man wird die Zutaten garantiert irgendwann mal wieder brauchen, erleichtert das Einkaufen ungemein, weil man nicht das Gefühl hat, gerade Geld zum Fenster rauszuschmeißen. «Ach, das benutze ich ja eh nie wieder.» Doch, wirst du. Garantiert.

Was ich noch im Coaching gelernt habe: das bewusste Wahrnehmen von Lebensmitteln. Es ist ein Unterschied, ob du ein Stück Fleisch kaufst, das nicht mal erahnen lässt, von welchem Tier es stammt, oder ob du dir bewusst machst, was du da gerade isst. Genauso ist es mit weniger ethisch belastetem Essen wie Kräutern, Obst und Gemüse. Wie wunderbar ist es, die Produkte anzufassen, die demnächst in deinen Topf kommen, an ihnen zu riechen, sich an ihrer Farbe zu erfreuen – da kommt, ganz ehrlich, keine Fertigpizza mit. Man muss doch nur mal an einer kalten Dosensuppe schnuppern, bevor man sie erwärmt – das ist ein ganz anderer Schnack (und zwar einer, der nach Hundefutter riecht) als ein Bund frischer Biomöhren vom Markt, bei denen man mit der Nase sofort die Assoziation von weiten Feldern, dunkler Erde und viel Sonnenschein mitbekommt. Ja, ich weiß, ich klinge wie eine Werbebroschüre, aber wenn ich ehrlich sein darf: Genau das ist dieses Buch hier. Eine sehr, sehr unverhohlene Werbung für einfaches, natürliches und gutes Essen. Man muss es nur erst mal ausprobieren, um es zu glauben. Und damit kann man auch im Rentenalter anfangen.

Das Gute-Laune-Perpetuum-Mobile

Seit ich selber so gut wie jeden Tag koche und darüber blogge, werde ich von Kollegen, Kolleginnen und meiner Blog-Leserschar gerne gefragt: «Woher nimmst du bloß die Zeit?» Und ehrlich gesagt war das auch immer meine Standardfrage, wenn ich mitbekommen habe, dass andere Menschen um mich herum das völlig normal finden, sich jeden Abend an den Herd zu stellen. Ich meine, da kommt man nach acht Stunden Arbeit nach Hause und dann soll man noch 'ne Stunde Gemüse schneiden, nur um das alles in zehn Minuten zu essen, während die Tagesschau läuft? Das ist mir viel zu anstrengend. Dachte ich. Ist es aber nicht.

Es gibt wie bei so ziemlich allem, was erst einmal nach Arbeit und Aufwand und Stress aussieht, nur einen Ansatz: einfach machen. Je länger man sich im Vorfeld Ausreden zurechtlegt, warum das jetzt alles total unmöglich zu schaffen ist, desto unmöglicher wird es auch. Wenn ich stattdessen sage, yay, frisches Zeug einkaufen, was selber machen, wissen, was in meinem Topf ist, einen Wein entkorken und dann schön entspannt genießen – natürlich kocht es sich dann einfacher. Und dazu braucht es nicht mal blöde Autosuggestion. Du weißt schon, dieser Quatsch, bei dem man sich morgens vor den Spiegel stellt und sich selber anbrüllt, WIE GUT MAN GRAD DRAUF IST UND WIE TOLL DIE WELT IST, während man viel lieber noch eine Stunde unter der warmen Bettdecke rumlungern würde, um danach eine DVD-Box Serien wegzugucken, anstatt im Büro zu sitzen. Weswegen diese Autosuggestion – jedenfalls bei mir – in den seltensten Fällen funktioniert hat. Und wenn ich mir vorstelle, dass ich mich statt vor den Spiegel vor den Kühlschrank stellen würde, um ihn anzubrüllen, WIE TOLL DIESE EIER DA GERADE AUS-

SEHEN UND WIE UNGLAUBLICH PHANTASTISCH ES JETZT WÄRE, BRATKARTOFFELN MIT RÜHREI ZU MACHEN, obwohl ich weiß, dass ich dafür Kartoffeln schälen muss und Eier und Milch verquirlen und Zwiebeln schneiden und Kräuter, und überhaupt möchte ich viel lieber unter meiner warmen Bettdecke rumlungern, eine DVD-Box Serien gucken und warten, bis der Pizzabringdienst mein Essen liefert, dann, ja dann hätte ich auch keine Lust zu kochen. Aber. Dickes Aber:

Stell dir vor, du stehst in der Küche, dein iPod spielt deine Lieblingsmusik, dein Arbeitstag ist zu Ende, und der Rest des Abends gehört ganz allein dir. Jetzt schneidest du eine Zwiebel in feine Ringe und dünstest sie langsam in Butter glasig. Dazu wäschst du frische, junge, kleine Kartöffelchen – die musst du nicht mal schälen – und brätst sie langsam mit den Zwiebeln zusammen zu zartknusprigen, goldglänzenden Bratkartoffeln. Vielleicht singst du nebenbei zur Musik laut mit. Jetzt zerknackst du ein Bioei am Rand einer Schale, gibst einen Schwung sahnige Vollmilch dazu, verrührst das alles ein paarmal mit einer Gabel, ein bisschen Salz, ein bisschen Pfeffer, umrühren und dann genüsslich über die zischenden Bratkartoffeln rinnen lassen. Während das Ei stockt, hackst du schnell noch ein paar frische Kräuter, die auf deiner Fensterbank wachsen, vielleicht Schnittlauch – ich liebe Schnittlauch! –, Petersilie, Basilikum, Kerbel. Die grünen Stückchen ganz kurz in die Pfanne zu deinen Kartoffeln und dem Ei geben, schnell durchmischen, und dann nimmst du deinen Lieblingsteller aus dem Schrank, hebst das Festessen aus der Pfanne, suchst dir einen schönen Platz und probierst. Erst mal pusten, schließlich kommt das Zauberwerk gerade vom Feuer. Und dann genießen. Daran schnuppern, obwohl das eigentlich gar nicht nötig ist; gerade Zwiebeln und Bratkartoffeln haben die wunderbare Eigenschaft, eine ganze Wohnung zu beduften. Der große Moment: der erste Bissen. Weiche Kartoffeln, würzige Kräuter, lockeres Ei. Phantastisch. Die nächste Gabel und noch eine und noch eine. Den Teller ablecken, klar, guckt ja keiner zu. Und selbst wenn. Ist noch was da? Ich nehme noch 'nen Nachschlag. Und wenn die Pfanne leer und der Magen voll und der Gesichtsausdruck selig ist, dann versuch mir noch einmal zu erzählen, dass du für so was keine Zeit hast und lieber eine lauwarme Bringdienstpizza willst.

Selbst zubereitetes Essen schmeckt in den allermeisten Fällen besser als gekauftes. Außer wenn du in richtig guten Restaurants sitzt, klar. Aber nochmal: Etwas, das du dir selbst kochst, wird dir wirklich besser schmecken als der Kram, den dir der Bringdienst in Pappschachteln vorbeischickt. Diese seltsame Eigenschaft hat sogar einen Namen: der Ikea-Effekt[10]. Studien haben gezeigt, dass uns Dinge besser gefallen, die wir selbst produziert haben. Deswegen sind wir auch so stolz auf unser schiefes Bücherregal, weil wir wissen, dass wir zwei Stunden unseres Lebens damit verbracht haben, die Bauanleitung zu verstehen und das Ding aufzubauen. Ganz im Gegensatz zu dem Regal, das wir in einem anderen Möbelhaus gekauft und das uns freundliche Handwerker oder Handwerkerinnen geliefert haben. Das steht jetzt rum und hat bloß Geld gekostet, während wir das andere quasi mit unseren eigenen Händen, Schweiß und Fluchen erschaffen haben. Dieser Ikea-Effekt gilt auch für Essen: Dafür habe ich gearbeitet, also ist es mir etwas wert. Jedenfalls mehr als die Bringdienstschachtel.

Es gibt sogar die Theorie, dass unsere Gesellschaft deshalb immer dicker wird, weil wir unser Essen nicht mehr würdigen und es gedankenlos in uns hineinwerfen, weswegen wir immer mehr essen, als wir eigentlich müssten.[11] Wir können Fertigkram kaufen, ihn in der Mikrowelle erhitzen und gleich aus der Plastikschale essen, anstatt uns Gedanken über Zutaten zu machen, die Art der Zubereitung und darüber, wo doch gleich unser Lieblingsteller steht. Aus eigener Erfahrung kann ich sagen, dass ich weniger esse, wenn ich für Gäste koche, als wenn ich bekocht werde. Das Kochen alleine, das Probieren, Riechen, Kosten, macht mich schon im Vorfeld satt, und wenn ich das Essen auf den Tisch stelle, bin ich meist mit weniger zufrieden, als wenn jemand anders mir etwas vorsetzt.

Noch einmal zurück zu der Zeit, die man sich angeblich «nehmen muss», um zu kochen. Zum einen: Niemand muss sich für irgendwas Zeit nehmen. Das klingt so, als ob man sie abzwacken muss und sie dann irgendwo fehlt. Gut, ich gebe zu, ich kann «Das perfekte Dinner» nicht mehr so oft gucken, seit ich selber jeden Abend eins zubereite, aber das ist es wert; ich empfinde es nicht als Verzicht. Und das ist genau der Punkt: Wenn du etwas willst, dann ist die Zeit auf einmal auch da. Und zweitens: Sobald man weiß, wie großartig selbstgekochtes Essen schmeckt und wie befriedigend es ist, es zuzubereiten und zu genießen, vergisst man, dass es vielleicht ein bisschen länger dauert, als sich was vom Chinaimbiss um die Ecke mitzubringen. Das positive Erlebnis einer selbsthergestellten Nudelsauce bringt dich dazu, sie nochmal und nochmal und nochmal zu machen. Das ist wie mit deinen Lieblingsfilmen: Wenn du dir einmal, zweimal, dreimal eine romantische Komödie anguckst und dabei Spaß hast, wirst du dir auch noch eine vierte, fünfte und sechste angucken. Wenn dir die ersten drei Bücher einer Autorin gefallen haben, kaufst du dir wahrscheinlich auch das vierte. Und je öfter du kochst und je besser es dir schmeckt … genau.

Und selbst das Argument, dass Pizzabestellen schneller geht als selbst zu kochen, ist Quatsch. Auf die Pizza warten: 30 bis 60 Minuten, je nach Stadtgröße, Verkehr und Bestellzeitpunkt. Bratkartoffeln mit Rührei: 25 Minuten. Fertige Spaghetti mit selbstgemachter Tomatensauce: 30 Minuten. Mein persönlicher Rekord für Spätzle: zehn Minuten vom Eiaufschlagen bis zum Spätzleabschöpfen. Und wenn das Wasser nicht seine Zeit gebraucht hätte, bis es kocht, wäre ich noch schneller fertig gewesen. Ich schaffe es in unter einer Stunde, einen Kuchen in den und aus dem Ofen zu kriegen und ihn warm mit Puderzucker bestreut zu servieren. Meine Vanillekipferl dauern 45 Minuten mit Kühl- und Backzeit, meine rote Linsensuppe 30 Minuten, meine Gnocchi ebenfalls 30 (wenn die Kartoffeln schon gekocht sind, 15), eine Gemüsesuppe mit vorbereiteter Brühe 20 Minuten, Pfannkuchen 15. Ein Salat braucht zehn Minuten, ein Sandwich fünf. Das kann mir wirklich niemand erzählen, dass er oder sie keine fünf Minuten Zeit hat. Auch wenn Brotbelegen nicht ganz das Gleiche ist wie Kochen – selbst das ist besser als der Anruf beim Pizzamenschen. Und lohnender. Frag mal deine gute Laune, wie's ihr nach was Selbsthergestelltem oder nach was Gekauftem geht.

Das Gute-Laune-Perpetuum-Mobile funktioniert übrigens auch bei anderen Dingen. Wochenmärkte haben ein anderes Angebot als Supermärkte. In diesen liegen jeden Tag Erdbeeren unter Neonlicht, während sie auf Märkten hauptsächlich im Mai und Juni, der Erdbeerzeit, zu finden sind. Im Supermarkt findest du auch im Dezember weißen Spargel, der dir auf dem Markt nur von April bis Juni angeboten wird (und auch nur dann so schmeckt, wie er schmecken soll). Und wenn du unbedingt im März Birnen essen willst, musst du dafür in den Supermarkt, denn die Saison von heimischen Birnen erstreckt sich von Juli bis November. Das sagt mir zumindest meine iPhone-App[12], auf die ich neuerdings gucke, wenn ich Obst und Gemüse kaufe.

Obwohl ich auf dem Land groß geworden bin, habe ich peinlicherweise überhaupt keine Ahnung, wann was reif und schmackhaft ist. Ich habe mich so daran gewöhnt, immer alles im Supermarkt zu bekommen, dass ich erst wieder lernen musste, wann welches Obst Saison hat und damit deutlich besser schmeckt als in der Zeit, in der es vom anderen Ende der Welt zu uns gekarrt wird. Ich gebe zu, ich esse immer noch Pflaumen im Februar, wenn sie mich beim Spontaneinkauf anlächeln, aber ich habe mir angewöhnt, mehr auf die Saison zu achten. Was mich wieder zum Perpetuum Mobile bringt: Wenn du dich monatelang auf frischen Spargel freust, schmeckt er deutlich besser, als wenn du ihn gelangweilt jede Woche zubereitest.

Wo wir gerade bei Spontaneinkäufen sind. Jede Diät sagt dir: Geh bloß nicht ohne Einkaufszettel weg. Mach dir einen Plan und halte dich daran. Lass dich nicht von den bösen Lebensmitteln verführen. (So habe ich ja auch noch zu Foodcoaching-Zeiten eingekauft, wir erinnern uns.) Inzwischen will ich dir sagen: alles Quatsch. Wozu sind diese ganzen tollen Lebensmittel denn da, wenn nicht, um uns zu verführen? Deswegen sehen sie doch so aus, wie sie aussehen: das ganze Gemüse in seinem knackigen Grün, die prallroten Tomaten, die dunkelblauen Brombeeren, die sonnengelben Melonen – warum soll man all diesem Wunderwerk widerstehen? Weil's nicht auf deinem Zettel steht? Blödsinn. Geh mit offenen Augen über den Markt, lunger vor Käsetheken rum, probier dich durch alle Olivensorten, die der Marktstand bietet, und wenn es dir möglich ist, kauf, bis das Portemonnaie weint. Denn wenn du deine ganzen Schätze zu Hause auspackst, wirst du dich bei jeder Zutat an dieses wunderbare Gefühl erinnern, als du sie auf dem Markt gesehen hast und haben wolltest. Und jetzt liegt sie hier vor dir und wartet nur darauf, von dir genossen zu werden.

Probieren ist auch ein gutes Stichwort. Was mir am Foodcoaching so gut gefallen hat, war genau das: probieren. Ich selbst wäre nicht auf die Idee gekommen, ausgerechnet Öl zu testen, aber selbst dabei schmeckt man Unterschiede, wenn man sich einfach mal damit beschäftigt. Versuch das ruhig: Geh in die Küche, such dir deine Ölsorten zusammen und probier jede aus. Wenn du so kochst, wie ich bisher gekocht habe, dann hast du wahrscheinlich gerade zwei Flaschen im Regal stehen, aber das geht auch. Und selbst wenn du nur ein Öl hast – lass das Buch liegen und probier es, ganz pur, ohne es wie sonst mit Essig im Salat verschwinden zu lassen oder gedankenlos in die Pfanne zu kippen. Schmeckst du die leicht bittere Olive? Die milde Sonnenblume? Die süße Walnuss? Ehe ich vollends ins Schwärmen gerate: Ich habe früher eine einzige Flasche billiges Olivenöl in der Küche gehabt. Seit dem Foodcoaching steht eine Batterie von Ölen um mich herum, und ich kombiniere sie mit einer ebensolchen Batterie an Essigsorten. Ja, wahrscheinlich *braucht* man keine zehn Ölsorten. Aber wenn du sie erst mal hast und merkst, dass ein Salat ganz anders schmeckt, wenn du ihn statt mit Olivenöl und Rotweinessig mit Walnussöl und Honigessig anmachst, wirst du verstehen, warum ich ein Fan von immer mehr Flaschen in meiner Küche geworden bin. Und wie im letzten Kapitel angesprochen: Wenn du die Schätze erst mal hast, wirst du sie auch benutzen und so in ganz kleinen Schritten deinen eigenen Esshorizont erweitern.

Die Horizonterweiterung ist sowieso das Tollste am Essen. Ich suche ständig nach neuen Rezepten. Dafür muss man sich heutzutage netterweise keine Regalmeter Kochbücher mehr zulegen, sondern man kann stattdessen das wunderbare Internet nutzen. Sobald du ein Kochblog gefunden hast (einige stehen in diesem Buch im Anhang), führt dich die Blogroll – eine

Art Linkliste mit weiteren Webseiten – zu immer mehr Kochblogs, und irgendwann wirst du kaum noch damit nachkommen, Lesezeichen zu setzen, weil du in so unglaublich vielen Blogs unglaublich viele Rezepte findest. Hier gilt das Gleiche wie beim Kochen: einfach machen. Nimm das erste Rezept, bei dem dir das Wasser im Mund zusammenläuft, kauf dafür ein und koch es nach. Schon ist der erste Schritt getan: zur Horizonterweiterung, zu mehr Vorräten in der Küche, die es dir einfacher machen, neue Rezepte auszuprobieren, zum Selberkochen und vielleicht auch dazu, neue Menschen kennenzulernen. Denn wie ich aus eigener Erfahrung weiß, sind Menschen, die gerne kochen und darüber schreiben, sehr gerne bereit, dich an ihrem Wissen teilhaben zu lassen. Wenn du etwas nicht verstehst oder nicht weißt, wo du eine bestimmte Zutat bekommst – frag nach. Wir haben alle mal angefangen, und wir sind noch lange nicht am Ende unseres Wissens. Aber dafür reden wir verdammt gerne über gutes Essen und wie es uns täglich belohnt: mit viel guter Laune. Immer und immer wieder.

Vom Mammut zu Mirácoli

Unser Essen kommt heute zum größten Teil nicht mehr vom Bauern oder der Bäuerin um die Ecke, sondern aus Gewächshäusern. Wir essen Tomaten, die nicht in Erde gewachsen sind, sondern in Substraten, und die nie Regen abbekommen haben, sondern temperiertes Wasser aus langen Leitungen. Sie haben nie Wind oder Sonne gespürt, sondern sind überdacht aufgewachsen, vor allen Umwelteinflüssen abgeschirmt. Sie mussten sich nie mit Schädlingen auseinandersetzen, aber weil sie in unglaublichen Massen nebeneinanderstehen, werden sie trotzdem mit Pestiziden besprüht, damit ihnen nichts passiert.[13] Oder anders: Damit sie so rot und gleichförmig aussehen, wie wir Verbraucher und Verbraucherinnen es gewohnt sind. Die Europäische Union schreibt vor, dass Obst- und Gemüsesorten bestimmte Anforderungen an Optik und Größe erfüllen müssen.[14] Leider schreibt die EU nicht vor, wie die Produkte schmecken müssen.[15] Deswegen kennt auch jeder die seltsam wässrigen Tomaten, die außer dem Namen nichts mit den Tomaten gemeinsam haben, die man vom Markt holt, die etwas knubbeliger sind, die vielleicht ein paar dunkle Punkte auf der Schale haben, kurz, die nicht ganz so glattgebügelt aussehen wie die Tomaten, die wir im Supermarkt kaufen. Aber dafür schmecken sie wie Tomaten und nicht wie irgendwas Genormtes, das in Substraten mit Pestiziden aufgewachsen ist.

Seit dem Foodcoaching habe ich mich öfter gefragt, warum ich jahrelang so gegessen habe, wie ich gegessen habe: Fertigzeug, Industrieprodukte, ab und zu mal Gemüse, okay, aber das war eher für das gute Gewissen und dem Wunsch geschuldet, im Supermarkt nicht nur Fischstäbchen aufs Band zu packen, sondern wenigstens noch ein Netz mit bunten Paprika. Wie sieht das denn sonst aus. Ich glaube, ich habe so gegessen, weil die meisten Menschen um mich herum auch so gegessen haben. Satte 75 Prozent unserer Nahrungsmittel stammen heutzutage aus Industrieproduktion[16] – da ist es fast logisch, dass man, wenn man das System nicht grundlegend hinterfragt, 75 Prozent seiner eigenen Nahrungsmittel aus ebendieser Quelle bezieht. Das Foodcoaching hat bei mir aber genau dieses Hinterfragen in Gang gesetzt: Wieso kaufe ich Kram, der aus 45 Inhaltsstoffen besteht, von denen ich 43 nicht aussprechen kann geschweige denn weiß, was sie überhaupt sind? Wieso setze ich die Pille ab, weil ich keine tägliche Hormondosis schlucken will, esse aber Fleisch von Tieren, die eine tägliche Antibiotikadosis bekommen? Wieso ernähre ich mich von irgendwelchem Zeug, das eine Industrie zusammengerührt hat, die nicht meine Gesundheit und meine gute Laune als Triebfeder hat, sondern finanziellen Gewinn? Wieso? Weil ich nicht darüber nachgedacht habe. Dann mach ich das halt jetzt.

Vor langer, langer Zeit war die Nahrungsbeschaffung ziemlich mühselig: So ein Wildschwein liegt nicht portionsfertig im Tiefkühler, und auch ein Acker bestellt sich nicht von selbst. Aber immerhin war das Wildschwein garantiert ökologisch korrekt auf sein Schlachtgewicht angewachsen und der Acker noch frei von Pestiziden. Und: Jeder Mensch war selbst verantwortlich dafür, was auf dem Teller landete (falls man wohlhabend genug war, um sich einen Teller leisten zu können). Dass wir andere Leute damit beauftragen, sich um unser Essen zu kümmern, ist noch nicht lange her. Alles begann mit der Industrialisierung im 19. Jahrhundert. Sie sorgte nicht nur dafür, dass auch Kinder in Fabriken arbeiten durften und Frauen schon damals weniger verdienten als Männer, sondern auch dafür, dass alle gemeinsam keine Zeit mehr hatten, sich um Wildschweine oder Äcker zu kümmern. Stattdessen bevölkerten sie mehr und mehr die Städte. Gunther Hirschfelder beschreibt in seinem Buch «Europäische Esskultur» den Wandel sehr anschaulich: «Jetzt aber (...) wohnten die Menschen in Mietwohnungen, zu denen oft weder Gärten noch eigene Küchen gehörten. Wann hätte man dort auch kochen sollen? In den dynamischen Jahren der Frühindustrialisierung betrug die Arbeitszeit für Männer, Frauen und Kinder häufig über zwölf Stunden am Tag, sechsmal in der Woche. Die neue Klasse der Industriearbeiter war entstanden, das Proletariat, und damit auch eine ganz neue Lebensform. In Manchester brach das alte agrarische Ernährungssystem völlig zusammen und wurde in kürzester Zeit radikal durch ein industrielles System ersetzt.»[17]

Dabei dürfen wir nicht vergessen, dass auch das bäuerliche Leben kein Paradies war: Zu geringe eigene Erträge, Missernten oder ungünstige politische Verhältnisse führten überhaupt erst dazu, dass Menschen sich in Städten ansiedelten. Und dort standen sie nun den ganzen Tag an Maschinen, die ihnen einen Takt vorgaben. Statt sich nach Sonnenauf- und -untergang zu richten, wurde gegessen, wann immer Zeit war und was immer da war. Meist aßen die Arbeiter und Arbeiterinnen nebenbei, zum Beispiel Brot direkt aus der Jackentasche oder vorgekochtes und nun kaltes Essen, das eilig zu Hause zubereitet worden war.[18]

Ende des 19. Jahrhunderts war Deutschland endgültig zu einer Industrienation geworden. Mehrere Erfindungen hatten dafür gesorgt, dass Hungersnöte allmählich der Vergangenheit angehörten: Durch Eisenbahn und Dampfschiffe konnten Nahrungsmittel nun weitertransportiert werden. Insektizide und

Kunstdünger sorgten dafür, dass endlich mal so gut wie alle etwas zu essen hatten. Und schließlich wurden neue Methoden zur Haltbarmachung von Lebensmitteln erfunden, wie die Konservendose, mit der Nahrung länger genießbar war. Dass frisches Gemüse nicht mehr ganz so frisch ist, wenn es in Weißblech endet, war damals noch kein Thema. Und auch heute erliegen wir gerne dem Irrtum, dass Gemüse Gemüse ist, ganz egal in welcher Verpackung es daherkommt. Kleiner Tipp: Am frischesten und damit am leckersten und nährstoffreichsten ist Gemüse, wenn es ganz ohne Verpackung daherkommt.

Eine weitere Neuerung waren die Bezugsquellen. Neben Märkten entstanden Läden und Kaufhäuser, sodass Verbraucher und Verbraucherinnen sich allmählich aussuchen konnten, wo und was sie kauften. Dabei lagen nicht nur frische Waren in den Auslagen, sondern nun auch zunehmend Konserven und – eine ganze neue Erfindung – Liebigs Fleischextrakt. Justus von Liebig haben wir nicht nur die Ernährungswissenschaft zu verdanken, die er 1840 damit begründete, dass er Lebensmittel in Eiweiße, Fette, Kohlehydrate und Mineralstoffe unterteilte (der Mistkerl). Nein, der gute Mann erfand auch gleich noch eine hochkonzentrierte Fleischbrühe, die zu den ersten industriell gefertigten Lebensmitteln gehört – und die wir noch heute als Brühwürfel benutzen. Die Industrie beglückte Käufer und Käuferinnen zeitgleich mit massenweise produzierter Marmelade sowie Nudeln oder weißem Mehl – also Mehl, das nun maschinell viel feiner und damit heller gemahlen werden konnte als früher, als man noch in Mühlen mit Mahlsteinen arbeitete. Was bisher ein Statussymbol war, zog nun in jede Speisekammer ein. Dummerweise hatte das helle Mehl längst nicht mehr so viele Nährstoffe zu bieten wie das Vollkornmehl, aber wie wir Menschen nun einmal sind: Es sah besser aus, also wurde es gekauft, so wie wir heute die Supermarkttomaten kaufen, weil sie hübscher sind als die Marktknubbelchen.

Nudeln, Marmelade und Mehl gab es auch schon vor der industriellen Fertigung, aber mit dem neuen chemischen Wissen, das zeitgleich mit der Industrialisierung erlangt wurde, gab es auf einmal völlig neue Möglichkeiten: nämlich die, Lebensmittel neu zu erschaffen. Eins der ersten Kunstwerke aus dem Chemiebaukasten war die Margarine, die billiger und haltbarer sein sollte als Butter. In Frankreich gelang es dem Chemiker Hippolyte Mége-Mouriès, die erste Margarine herzustellen. Gut, dass genau wie heute damals niemand Packungsaufdrucke richtig lesen mochte, denn die Inhaltsstoffe machen nicht wirklich Appetit: Die Margarine bestand aus einer sicherlich sehr schmackhaften Mischung von «Ochsenfett, Wasser, Pottasche, Tiermägen, Salz und zerhacktem Kuheuter».[19]

Auch wenn wir heute allmählich darüber nachdenken, wie blöd das ist, industriell gefertigte Nahrung zu uns zu nehmen: Damals war es ein Segen. Durch Chemikalien konnten Missernten verhindert werden, und nun haltbar gemachte Güter konnten weit von ihren Entstehungsorten entfernt verkauft werden. Erstmals in der Menschheitsgeschichte waren wir nicht mehr von Wetterglück, Ackerfläche oder Wohnort abhängig, um satt zu werden (wenn wir nicht gerade mit Kriegführen beschäftigt waren). Wer nicht Bauer oder Bäuerin war, konnte bequem auf dem Markt Obst und Gemüse erwerben oder in den neuentstandenen Läden einkaufen. Wer selbst keine Gelegenheit hatte, Nahrung durch Einmachen, Räuchern oder Einlegen haltbar zu machen, konnte auch diese Waren erstehen. Das Einmachen übernahmen nun allerdings mehr und mehr Menschen in Fabriken und nicht mehr der Bauer oder die Bäuerin. Und weil die Besitzer der Fabriken natürlich darauf bedacht waren, dass sich der ganze Spaß lohnt, wurde von Anfang an darauf geachtet, möglichst billig zu produzieren. Die traditionellen Methoden zur Haltbarmachung wurden mit dem neuen chemischen Wissen verknüpft, und so hielten Zusatzstoffe Einzug in unsere Nahrung. Wo eine Gurke früher mit Essig, Wasser, Zucker, Salz und Gewürzen eingelegt wurde, finden sich heute zum Beispiel zusätzlich noch «Glukose-Fruktose-Sirup, natürliche Aromen und der Farbstoff Riboflavin»[20] im Glas. Der Glukose-Fruktose-Sirup macht die Gurken süßer, und der Farbstoff sorgt für das ewig haltbare schmackhafte Grün, wo selbsteingelegte Gurken gerne mal etwas ausbleichen. Den krönenden Abschluss bildet der Liebling der Nahrungsmittelchemie: das Aroma.

Aroma sorgt dafür, dass der Erdbeerjoghurt aus dem Kühlregal nach Erdbeeren schmeckt – ohne dass in ihm Erdbeeren enthalten sein müssen. Um unsere Nachfrage nach dieser Frucht zu befriedigen, müsste ein Großteil Europas mit Erdbeerfeldern bewachsen sein; die derzeitige Welternte reicht gerade einmal dafür, fünf Prozent des US-Markts zufriedenzustellen.[21] Deswegen sind die «Erdbeerstückchen» im Joghurt auch wahrscheinlich eher Preiselbeeren, die robuster sind als die zarten Erdbeerchen und die deshalb gerne genutzt werden, um andere Früchte zu simulieren.[22] Noch einen Hauch Aroma daran, und schon ist aus der Preiselbeere eine Erdbeere geworden. Kommt denn dieses Aroma wenigstens aus echten Früchten? Leider nein, denn auch dafür bräuchte man ja Erdbeeren, und weil die zu teuer sind, extrahiert man Aroma zum Beispiel aus Holzrinde.[23] Und weil die von einem Baum stammt, der unzweifelhaft natürlichen Ursprungs ist, darf sich dieses Aroma auch «natürlich» nennen. Seit Januar 2011 macht das

Joghurtbecherlesen etwas mehr Freude, denn eine neue EU-Regelung bringt einen Hauch mehr Klarheit in die Aromenverwirrung. Wo nur «Aroma» steht, ist mit Sicherheit etwas aus dem Labor dabei. «Natürliches Erdbeeraroma» muss zu mindestens 95 Prozent aus Erdbeeren hergestellt worden sein, während «natürliches Aroma Typ Erdbeere» eher auf Holzrinde hinweist.[24] Was allerdings kaum jemand weiß, der sich mit diesem Thema nicht großartig auseinandersetzt, sondern einfach davon ausgeht, dass, wo «Erdbeerjoghurt» draufsteht, auch welcher drin ist.

Seitdem Zusätze und Aromen unser Essen bevölkern, schmeckt es anders, als wenn man es frisch geerntet isst. Kein Dosengemüse schmeckt wie sein Ackerkumpel, aber wahrscheinlich soll es auch gar nicht so schmecken. Der Witz an den künstlichen Aromen ist schließlich, dass sie in guten Fällen das natürliche Aroma verstärken, es aber in den schlechten Fällen verändern. Deswegen schmeckt der Rotkohl aus dem Glas nicht so wie der von Omi und der Fruchtcocktail in seinem Zuckersirup nicht so wie unser selbstgemachter Obstsalat.

Das Dumme an den Aromen ist: Wir gewöhnen uns an sie. Unser Gaumen, das kleine Leckermaul, ist von Natur aus auf «süß» geeicht. Alle anderen Geschmacksrichtungen erlernen wir im Laufe unseres Lebens, aber mit der Vorliebe für Süßes sind wir von Anfang an ausgestattet. Es hat schon seinen Grund, warum Muttermilch süß ist und nicht bitter. Selbst wenn wir der Muttermilch schon lange entwachsen sind, empfindet unser Gaumen die Geschmacksrichtung «süß» als angenehm, weswegen die Industrie gerne Aromen in unsere Lebensmittel mischt, die das Produkt noch süßer schmecken lassen, als es schon ist. Deswegen schmeckt zum Beispiel die Milchschnitte, von der inzwischen wirklich jeder wissen sollte, dass sie keine gesunde Zwischenmahlzeit, sondern ein Frankensteinsnack aus der fettigen, kalorienreichen Nutzloshölle ist, auch nicht nach der Milch, nach der sie benannt ist, sondern nach Zucker, Honig und irgendetwas undefinierbarem Süßem.

Die Folge: Unser Gaumen, der kleine Nascher, gewöhnt sich an die künstliche Süße und empfindet nach und nach die natürliche Süße von zum Beispiel Obst als nicht mehr süß genug. Selbst Zucker ist nicht mehr süß genug, weil künstliche Süßstoffe hundert-, teilweise tausendfach süßer schmecken.[25] Je mehr industriell gefertigte Produkte wir essen, desto weniger empfinden wir natürliches Essen als belohnend. Logisch: Ein Salatkopf muss ohne Geschmacksverstärker auskommen und schmeckt eben wie Salat. Eine Gemüsekonserve aus dem Regal, die lustig mit Zusatzstoffen aufgekünstelt wurde, schmeckt viel intensiver und damit für unseren Gaumen besser, weswegen er genau auf diese Produkte immer wieder Appetit hat.

Das wäre alles kein Problem, wenn die bunten Zusatzstoffe genauso gesund wären wie der arme Salat (über dessen Nährwerte allerdings auch nicht alle einer Meinung sind). Genau das ist aber der Punkt: Die vielen Dinge mit und ohne E, die wir heute unbedacht ins uns hineinwerfen, sind teilweise noch gar nicht auf ihre Langzeitfolgen hin erforscht – weil sie noch nicht lange genug existieren, um zu wissen, was sie bei uns, unseren Kindern und Enkelkindern anrichten können. Was wir heute aber schon wissen, ist, dass unser Gaumen, der arme Tropf, immer mehr abstumpft. Hans-Ulrich Grimm schreibt in «Die Suppe lügt»: «Hierzulande brauchen Jugendliche nun, so eine Studie, 20-mal intensivere Reize als noch zehn Jahre zuvor, um einen Geschmack als solchen wahrzunehmen. Mitte der 90er Jahre mussten Kuchen und Schokolade um 30 Prozent mehr gesüßt werden, um noch als süß empfunden zu werden. Selbst in der Spitzengastronomie wurde sensorisch derart aufgerüstet, dass Anfang 2005 der Gastro-Kritiker der ‹Frankfurter Allgemeinen Zeitung› ‹energisch eine Würzreform› forderte und eine ‹Abrüstung des aromatischen Overkill-Apparats›.»[26]

Heißt das, wir sind auf ewig dazu verdammt, Industriefutter lecker zu finden? Netterweise nicht. Das Tolle an unserem Gaumen, dem schlauen Ding, ist, dass man ihm Geschmack beibringen kann. Das heißt, selbst wenn wir ihn 40 Jahre lang mit seltsamem Zeug gefüttert haben, reichen vier Wochen, um ihn davon zu überzeugen, dass eine Banane richtig süß ist und die Milchschnitte völlig überzuckerter Schrott. Woher ich diese Zahl habe? Weil mein Gaumen ungefähr so lange gebraucht hat, bis er nicht mehr am Grünzeug rumgemäkelt und es als geschmacklos empfunden hat und ihm Vollmilchschokolade im Vergleich zu zartbitterer fast schon zu süß war (aber nur fast). Weil es wirklich nur sehr kurze Zeit dauert, bis man ihm das künstliche Zeug so richtig madig gemacht hat. Eigentlich sollte es sogar noch schneller gehen, bis man «neu» schmeckt, denn die Geschmacksknospen im Mund erneuern sich circa alle zehn Tage.[27] Ich kann natürlich nicht von mir auf dich und alle anderen Menschen schließen, aber ich bin inzwischen wirklich davon überzeugt, dass wir essen, schmecken und genießen lernen können. Und wenn wir es im Kindesalter oder als doofer Teenager versaut haben, dann lernen wir es eben nochmal.

Das Foodcoaching war nur der Anfang, aber es hat mir wichtige Grundlagen aufgezeigt, die ich schon wieder vergessen hatte. Zum Beispiel – ganz simpel, aber ich ignoriere das an hektischen Tagen gerne: Essen soll Spaß machen. Es soll genussvoll sein. Essen soll keine «Verzehrsituation»[28] sein – eins meiner Lieblingswörter aus Hirschfelders «Europäischer Esskultur». Essen soll eine bewusste Handlung sein, nicht der Bagel nebenbei im Meeting, der Döner auf dem Nachhauseweg oder das hektische Müsli am Morgen, während man die ersten E-Mails durchschaut. Ein gutes Essen hat es verdient, dass wir ihm unsere Zeit und Aufmerksamkeit widmen, genauso wie wir gutes Essen verdient haben. Und: Essen soll wieder ein Freund sein, nicht der flüchtige Bekannte, aber vor allem nicht der Feind, der er für mich als Dauerdiäterin jahrelang war.

Klingt alles nach total anstrengenden Vorsätzen, ist es aber lustigerweise nicht. Denn mit jedem Nachdenken über Essen gehst du schon in die richtige Richtung. Mach's wie ich im Foodcoaching: Schnupper an den Kräutern, die du auf dem Markt findest. Oder auch im Supermarkt, schon gut, wir wollen nicht gleich alles über den Haufen werfen, ich kaufe da auch noch ein. Frag auf dem Markt nach, was die freundlichen Menschen dir gerade empfehlen können und warum das so toll ist. Such dir kleine Läden, die sich auf ein Gebiet spezialisiert haben und deswegen viel mehr über ihre Produkte wissen als die Supermarktkette. Kauf in einem Käseladen ein, im Weinhandel, in einer Konditorei, die ihre Pralinen noch selbst herstellt, auf dem Markt, im Fischgeschäft. Ja, das ist ein bisschen aufwendiger, als alles beim Riesenmarkt auf einmal zu kaufen. Aber wenn dein Gaumen erst mal kapiert hat, was für Köstlichkeiten du ihm gerade vorsetzt, willst du da gar nicht mehr shoppen. Oder nicht mehr ganz so oft.

Etwas bequemer geht's natürlich auch. Viele Biohöfe bieten einen Lieferservice an: Du kannst online bestellen, und die freundlichen Menschen bringen dir eine Kiste voller Köstlichkeiten – übrigens auch Speisekammer-Evergreens wie Mehl, Zucker, Milchprodukte usw. – direkt an die Haustür. Viele sogar zu Zeiten, in denen du gar nicht zu Hause bist. Anstatt einer unleserlichen Benachrichtigungskarte im Briefkasten hast du dann eine bunte Kiste mit Obst, Gemüse, Brot, Fleisch oder was immer du dir auf deinen Einkaufszettel geklickt hast, vor der Tür stehen. Und die Zeit, die du sonst im Supermarkt verbracht hättest, verbringst du jetzt in deinen neuen Lieblingsläden. (Wenn du nicht weißt, ob es in deiner Nähe einen Biohof gibt – Google fragen. Stadtname und «Biokiste» eingeben reicht meistens schon.)

Vielleicht fällt es uns so schwer, wieder auf den Markt zu gehen oder uns bewusst für Bioprodukte zu entscheiden, weil Menschen, die das seit Jahren machen, immer gerne als Müslispinner oder Prenzelbergmuttis lächerlich gemacht wurden. Ich habe auch gerne über diese vorsichtigen – oder böse ausgedrückt: mäkeligen – Esser und Esserinnen gelästert. Heute frage ich mich: Warum eigentlich? Warum gilt es als albern, wenn man sich darum kümmert, was man sich und seinen Kindern zu essen vorsetzt? Ich persönlich nehme mir inzwischen ein Beispiel an den Menschen, die sorgfältig auswählen, was sie kaufen und verzehren. Und das ist eben meist Frisches vom Markt, aus den Bioläden und Reformhäusern. Oder aus den schon angesprochenen kleinen Lädchen, wo die Besitzer und Besitzerinnen noch Auskunft darüber geben können, was sie dir verkaufen.

Ein gutes Stichwort: Auskunft geben. Wir haben durch industriell gefertigte Nahrung nicht nur verlernt, «normales» Essen zu schätzen. Wir haben auch verlernt, auf uns selbst zu hören, auf unseren Körper und unsere Instinkte. Aromaverkleisterte Lebensmittel machen es unserer Nase schwer zu beurteilen, ob das Essen gut oder schlecht ist. Süßstoffe gaukeln unserem Körper vor, dass gleich eine Ladung leckerer Kalorien reinkommt, sodass er Insulin ausschüttet – stattdessen kommt leere Chemie, und wir haben Hunger, weil unser Körper eben jetzt auf Kalorien eingestellt ist, die er nicht bekommt.[29]

Vor allem haben wir aber verlernt, uns selbst zu vertrauen. Seit es die Ernährungslehre gibt, beschäftigten sich Wissenschaftler und Wissenschaftlerinnen damit, Nahrung in ihre Einzelteile zu zerlegen. Ihre Ergebnisse veröffentlichen sie, und die Presse macht dann daraus tolle Schlagzeilen: «Fett bringt uns um!» Zehn Jahre später heißt es dann: «Fett ist super, aber Kohlehydrate bringen uns um!» Und in zehn Jahren heißt es wahrscheinlich: «Okay, ignoriert das alles mal, wir denken gerade über Eiweiße nach.» Und wir armen, unwissenden Konsumenten und Konsumentinnen haben anscheinend vergessen, dass unsere Vorfahren Millionen von Jahren überlebt haben, ohne dass sie wussten, was in ihrem Obst und Gemüse drin ist, während wir uns heute bei jedem Bissen fragen, ob in Ordnung ist, was wir da gerade verzehren.

Und das ist genau das Problem: Wieso fragen wir uns das bei jedem Bissen? Dass wir ein schlechtes Gewissen haben, weil wir gerade einen Berg Chips in uns reinwerfen, während wir das Gurkensandwich links liegen lassen, ist ein anderes Thema. Warum aber lassen wir inzwischen nicht mehr unsere Lust und unseren Geschmack darüber entscheiden, was wir essen, sondern Ernährungspyramiden und Zeitungsartikel? Wir essen nicht mehr, was wir möchten, sondern das, von dem wir glauben, es sei gut für uns. Und «gut für uns» heißt nicht: Schmeckt, macht satt, macht glücklich, sondern neuerdings: Unsere Arterien sind nicht verstopft, unser Cholesterinspiegel ist im grünen Bereich, unser BMI ist da, wo er sein soll. Wir glauben, wir könnten uns vor Alzheimer, Krebs und dem frühen Herztod schützen, wenn wir nur das Richtige essen. Dieser Glaube ist inzwischen so verbreitet, dass er schon krank macht: Das neueste Symptom, mit dem sich Ärzte und Ärztinnen auseinandersetzen, nennt sich Orthorexie – die Angst, das Falsche zu essen.[30]

Das Problem mit diesen lustigen Ernährungspyramiden und Heilsversprechen ist allerdings: Sie ändern sich dauernd – und wer sie ändert, hat manchmal nicht unbedingt unsere Gesundheit, sondern seinen Profit im Sinn. Als in Amerika 1977 ein Senatskomitee die Empfehlung gab, die Bürger und Bürgerinnen sollten weniger rotes Fleisch und Milchprodukte zu sich nehmen, leistete die Fleisch- und Milchlobby ganze Arbeit. Statt dieses einfachen Rats hieß es später: «Wählen Sie Fleisch, Geflügel und Fisch aus, das möglichst wenig gesättigte Fettsäuren enthält.»[31] Was für Menschen, die sich eher selten mit der Zusammensetzung ihrer Nahrung auseinandersetzen, erst mal gar nichts hieß, weswegen der Fleischkonsum auch nicht geringer wurde. Was es außerdem bedeutete: Zum ersten Mal gab eine offizielle Regierungsbehörde einen Rat ab, der sich mit Inhaltsstoffen und nicht mehr dem ganzen Nahrungsmittel befasste.[32] Und genau in diesem Duktus geht es seitdem weiter, und das nicht nur in den USA. Es vergeht kaum ein Monat, in dem nicht irgendein Inhaltsstoff eines Lebensmittels gepriesen oder verdammt wird – ohne dass wir wissen, wie genau sich sein Konsum oder der Verzicht auf diesen Inhaltsstoff nun genau auf unseren Körper auswirkt. Woher sollen wir das auch wissen? Bis heute hat noch niemand erklären können, warum zum Beispiel ausgerechnet die sogenannte Mittelmeerdiät die Menschen, die nach ihr leben, älter werden lässt.

Die Mittelmeerdiät ist keine Diät im Sinne von «abnehmen», sondern eine Ernährungsweise, die vor allem auf Kreta genossen wird. Eine Sieben-Länder-Studie aus den 50er und 60er Jahren zeigte dort ein geringeres Vorkommen von Gefäß- und Krebserkrankungen sowie eine höhere Lebenserwartung[33], und seitdem hoffen manche Ernährungsapostel, dass wir alle

150 Jahre alt werden, wenn wir nur genug Olivenöl und Rotwein zu uns nehmen (wogegen ich persönlich rein gar nichts hätte). Das Dumme an solchen Studien ist nur, dass sie andere Faktoren gar nicht in Betracht ziehen. Vielleicht ist die Luft auf Kreta besser, vielleicht ist das Mittelmeer ein Jungbrunnen, vielleicht sind die Menschen dort auch einfach besser gelaunt und machen sich keinen Kopf um die ungesättigten Fettsäuren in ihrem Öl und die Antioxidantien in ihrem Wein. Und nebenbei spielt Vollkornbrot im Rahmen der Mittelmeerdiät überhaupt keine Rolle, was auch allem widerspricht, was uns Ernährungsberater und -beraterinnen über das böse Weißbrot erzählen.

Um das Jahr 1400 herum hättest du jeden Menschen auf der Welt fragen können, wie die Erde aussieht, und er oder sie hätte dir völlig frei von Zweifeln geantwortet: «Jo, die Erde ist eine Scheibe, und wenn uns jemand schubst, fallen wir über den Rand ins Nichts.» Ein paar Jahrhunderte später klingt das ganz anders: «Jo, die Erde ist rund und sieht vom Weltall aus wie eine Murmel.» Um 1400 herum hätten wir auch fragen können: «Was ist eigentlich so an Thymian dran?», worauf wir wahrscheinlich einen fragenden Blick abbekommen hätten in Richtung «Hm? Thymian? Das hau ich an Gemüse, damit's besser schmeckt. Und jetzt hör auf, mich mit Fragen zu löchern». Heute wissen wir, dass Thymian nicht nur lecker ist, sondern voller lustiger Inhaltsstoffe steckt, zum Beispiel Ascorbinsäure, Beta-Karotin, Kaffeesäure, Laurinsäure, Selenium, Tannin, Tryptophan und Vanillesäure.[34] Wegen eines Wirkstoffs oder einiger oder sogar aller wird Thymian nicht nur gegessen, sondern auch in der Medizin eingesetzt, aber welcher Inhaltsstoff jetzt genau dafür sorgt, dass Thymian so gut tut, weiß niemand. Was exakt das Problem bei den lustigen Theorien ist, die sich mit einzelnen Inhaltsstoffen beschäftigen – sie ignorieren das Zusammenspiel aller Ingredienzien in einem Lebensmittel. Ich wette, selbst Pommes frites sind irgendwie gesund, wenn man sie im «richtigen» Öl frittiert und sofort wieder ungesund, sobald wir zu viel Salz draufhauen. Eine Studie der Universität von Minnesota verglich zwei Testgruppen, von denen die eine Vollkornbrot zu sich nahm, die andere nur die Inhaltsstoffe von Vollkornbrot. Überraschung: Die Gruppe, die das «vollständige» Lebensmittel genossen hatte, war gesünder als diejenige, die die Puzzleteile essen durfte.[35]

Vielleicht sollten wir daher die ganze Inhaltsstoffe-Diskussion ignorieren. Wir wissen, dass Menschen seit Millionen Jahren Thymian gegessen haben, also scheint es okay zu sein, ihn zu essen. Und das sollte eigentlich ausreichen.

Das «Millionen-Jahre-Argument» ist übrigens auch ein prima Holzhammer gegen den Industriekram. Zwischen 10 000 und 17 000 neue «Lebensmittel» kommen jährlich in Europa und Amerika auf den Markt.[36] In Amerika werden satte 32 Milliarden Dollar jährlich an Werbegeldern rausgehauen, um uns davon zu überzeugen, dass der siebzigste Softdrink im Regal leckerer sei als Nummer 69. In Deutschland wurden 2002 2,51 Milliarden Euro ausgegeben, um solche Idiotien wie «Schnitzel» aus dem Toaster in den Markt zu pushen.[37] Trotzdem verschwindet die Hälfte davon schnell wieder (wir erinnern uns an den komischen Kuchen, an den ich meine Jugend verschwendet habe), und schon ist Platz für die nächsten seltsamen Kompositionen, die uns kurzfristig mit Zusatzstoffen, Fett und Kalorien überschütten. Bis unser Gaumen gelangweilt ist und wir neue Kicks brauchen.

Michael Pollan hat in seinem wunderbaren Buch «Lebens-Mittel» einen guten Rat für uns Esser und Esserinnen, die verwirrt vor der supermärktlichen Vielfalt stehen: Iss nichts, was deine Urgroßmutter nicht als Essen erkannt hätte.[38] So simpel kann es sein, sich aus der Umklammerung der Industrie zu retten und sich den Nahrungsmitteln zuzuwenden, die uns seit Jahrtausenden begleiten. Scheint uns ja bekommen zu sein, so eine Kartoffel oder eine Gurke oder ein Apfel. Und ich muss gar nicht wissen, was genau für Inhaltsstoffe sich in ihnen befinden – mir reicht, dass sie schmecken und mich satt machen. Und dass sie meine Urgroßeltern auch schon satt gemacht haben.

Blogeintrag: Ein Jahr nach dem Foodcoaching

Diese Freude über gutes Essen, die mich jeden Tag erwischt. Leute, die seit 20 Jahren «vernünftig» kochen, finden das wahrscheinlich total verquast, aber für mich ist das immer noch neu, dieses In-die-Vorratskammer-Gucken, die vor guten, gesunden und vor allem leckeren Zutaten überquillt, und sich darüber zu freuen.

Die Freude, wenn aus der Pfanne ein ganz neuer Duft aufsteigt, von Fleisch, das man so noch nie zubereitet, von Fisch, den man völlig neu entdeckt hat, von Gemüse, das man plötzlich ganz anders betrachtet, nicht mehr als blöde Beilage, sondern als buntes, schmackhaftes Nahrungsmittel.

Die Freude zu wissen, dass, wenn jetzt plötzlich vier Leute vor der Tür stünden mit flaschenweise Wein und Hunger, man sie locker bewirten könnte, weil eben auf einmal alles da ist, was man für ein einfaches und gutes Essen braucht.

Die Freude, aus Selbstgemachtem die einzelnen Zutaten rausschmecken zu können, rausschmecken zu wollen, überhaupt: selbermachen, kaum noch Fertigzeug im Haus und wenn, dann bio oder Vollkorn oder beides, und nicht, weil mein Kopf sagt, das ist besser für dich, sondern weil mein Bauch, mein Gaumen und meine gute Laune das sagen.

Die Freude, wenn ein Gericht gelungen ist, das man noch nie ausprobiert hat, wenn man im Kochbuch etwas findet, was man jetzt ganz dringend zubereiten möchte und das dann noch besser schmeckt als gedacht, wenn aus dem Ofen ein noch nie gebackener Kuchen duftet, Weihnachtskekse, die man seit der Kindheit nicht mehr gemacht hat.

Die Freude, wenn die Küche benutzt aussieht, der Müll dauernd runtergebracht werden muss, weil er von Gemüseabfällen überquillt anstatt von Pizzaboxen, dass seltsame Gerätschaften, die man vor Jahren angeschafft oder geschenkt bekommen hat, endlich benutzt werden.

Und vor allem Freude darüber, dass so etwas Simples wie Gemüse nicht mehr die kalorienarme Langeweile ist, sondern neuerdings meine Lunchbox füllt, und zwar nicht, weil ich Punkte zähle, sondern weil ich Lust darauf habe, auch mittags etwas Gutes zu essen. Freude darüber, das Franzbrötchen vom Bäcker nicht zu vermissen, sondern mit dem selbstgeschmierten Käsebrot viel glücklicher zu sein. Freude darüber, zu genießen, zu schmecken, sich noch tagelang an ein gelungenes Filet zu erinnern, nicht mehr darüber nachzudenken, was man da jetzt eigentlich macht, sondern es einfach machen, Zutaten aus der vollen Vorratskammer holen, in Töpfe und Pfannen werfen, gemeinsam essen, Wein entkorken, Kerzen anzünden. Und morgen das Gleiche nochmal. Nicht weil ich muss, sondern weil ich will.

Ich habe noch nie so gegessen bzw. noch nie so an Essen gedacht, so ohne Zwang und Kalorientabellen und Fettpunkte und was weiß ich, und ich genieße es so unglaublich, das könnt ihr gar nicht nachfühlen. Ich platze fast vor Glück (und gutem Essen). Darauf 'nen Wein und ein fettes HACH!

Blogeintrag 4. Februar

Da sitze ich so im Bus zur Arbeit und guck so nach draußen und denk so, ach, denk ich so, guck an, wie's dir gerade geht, der Schnee ist toll, und die Stadt ist schön leise, und du hast eine neue MP3-Sammlung auf dem iPhone, die dir gerade charmant die Fahrtzeit verkürzt, und du hast ein spannendes Buch im Rucksack, womit du die Mittagspause rumbringst, und du bist seit Monaten in der Lieblingsagentur für den Lieblingskunden gebucht, und dir gefallen deine Klamotten, und du trägst seit Ewigkeiten mal wieder lange Ohrringe und ein buntes Tuch, und der Rücken tut nicht weh, und nachher wird wieder gekocht und am Kerl rumgeschnuffelt, und dann gibt's «American Idol» und die «Daily Show», und im Regal warten Dutzende von DVDs und Büchern und Comics, und auf Twitter schreiben Leute lustiges Zeug, das dich zum Lachen bringt, und du kriegst nette E-Mails und kannst Wein online ordern und Kunst und noch mehr Bücher und noch mehr Klamotten, in denen du dich endlich mal wieder wohl fühlst, und selbst die Zahl auf der Waage ist gerade irgendwie egal, weil sie nicht mehr so bestimmend ist, vielmehr ist die Speisekammer bestimmend, weil in der gutes Zeug liegt und weil du dir jeden Abend deine Lunchbox fertig machst mit Vollkornbrot und haufenweise Gemüse und 'nem Stück gutem Käse und Biojoghurt und dich da täglich drüber freuen kannst, dass sich das auf einmal nicht mehr nach Diät und Kalorienzählen anfühlt, sondern nach Genuss und Selbstbestimmung, ohne Selbsthass, ohne Selbstekel, ohne Selbstzweifel, und das fühlt sich so neu und toll und wunderbar an, und dann spielt das iPhone dein Lieblingslied, und es schneit weiter leise vor sich hin, und du gehst ohne Rückenschmerzen zur Arbeit, und alles ist gut.

Alles ist gut.

Blogeintrag 23. Juni

Kiss the cook

Manchmal fotografiere ich unser Abendessen und denke, toll, wieder was fürs Blog. Und zwei Minuten später denke ich, nee, das ist doof, weiß eh jeder, wie Gnocchi gemacht werden, das bloggste doch nicht. Nochmal zwei Minuten später denke ich, aber es haben auch schon alle «Avatar» gesehen und trotzdem haste drüber geschrieben und lustigerweise dafür ein paar Cents (?) bei Flattr gekriegt und ein paar nette Mails, scheint also okay zu sein. Dann kannste auch Rezepte bloggen, die jeder kennt.

Es ist jetzt fast ein Jahr her, seitdem Lu unsere Speisekammer umgeräumt hat und wir sie seitdem mit leckerem Zeug wieder auffüllen – und es vor allem essen. Wo vorher eine einsame Tüte Reis lag, drängeln sich jetzt Risotto-, Milch-, Basmati- und Langkornreis. Direkt daneben stehen die Neuankömmlinge, anfangs noch etwas schüchtern, jetzt aber schon alte Hasen: Linsen in Braun, Grün, Rot und Schwarz, Couscous und seit kurzem Quinoa (dem Restaurant Trific sei Dank, wo der Kerl auf den Geschmack gekommen ist). Dazu Vollkornspaghetti, Capellini, irgendwelche Nudeln aus dem Asialaden, Lasagneplatten, Farfalle, Penne und Spätzle.

Eine Etage tiefer streiten sich diverse Gemüsesorten um die knapp bemessenen Metallschüsseln (denn die Augen essen mit): Immer im Haus sind Kartoffeln, Zwiebeln, Knoblauch, Ingwer, Zitronen, Tomaten, Gurken, Paprika und Äpfel. Je nach Lust und Laune gesellen sich Bohnen, Zucchini und Erbsen dazu, gerade haben es sich Kohlrabi und Mohrrüben gemütlich gemacht, und im Kühlschrank lungern Erdbeeren und Blaubeeren rum, um mein Müsli bunter zu machen.

Ebenfalls im Kühlschrank: Joghurt, Butter, Frischkäse und Sahne, wo früher eine Packung Lätta war (die ist allerdings auch noch da). Plus die Marmelade von Mama, Ziegenkäse, Hartkäse, Parmesan, Feta, Mozzarella und ab und zu ein Stinkekäse, für den der Kerl mich tagelang annörgelt.

Auf dem Boden der Kammer stehen keine Colakisten mehr, sondern welche mit Wasser. Noch mehr Platz nehmen allerdings meine Weinkisten ein, auf denen auch noch meine Teekiste steht. Die Mikrowelle dient inzwischen nicht mehr zum Fertiglasagnebraten, sondern als Abstellfläche für ungefähr 20 Flaschen mit verschiedenen Essig- und Ölsorten plus einige asiatische Saucen. Und im Tiefkühler warten neben der Schüssel meiner Eismaschine noch TK-Gemüse und -Fisch auf ihren Einsatz.

Wahrscheinlich nicht ganz so Lus Plan, aber auch meine Backkiste ist gewachsen. Mehl und Zucker hatte ich vorher auch schon immer im Haus, aber jetzt liegen auch noch bergeweise Nüsse im Regal, Walnüsse, Haselnüsse, Pinienkerne, Mandeln, was immer man in einen Kuchen (oder gerne Salat) werfen kann. Mehl in verschiedenen Typen, brauner Zucker, Puderzucker, Mohn, Hefe, Backpulver, Natron, Kuvertüre, alles da und gerne am Wochenende, wenn Zeit und Entspannung für Kuchen da ist, in Gebrauch. Auf der Fensterbank wachsen Schnittlauch, Rosmarin und Basilikum, meist als Sträußchen vorhanden sind Petersilie, Thymian und Salbei, und in der Gewürzkiste finden sich seit einigen Monaten so seltsame Sachen wie Chiliflocken, Kurkuma und Fleur de Sel, wo vorher Speisesalz und weißer Pfeffer rumstanden.

Auf dem oberen Regalbrett in der Speisekammer liegt immer noch das Zeug, das Lu da vor einem Jahr hingestapelt hat: das

Mikrowellenpopcorn, die Dosensuppen, die Fertigmischung für einen Nusskuchen. Wahrscheinlich alles schon abgelaufen – oder für die Ewigkeit haltbar, wer weiß. Ich sehe den Kram gar nicht mehr und werde ihn vermutlich erst bei unserem Auszug aus dieser Wohnung wieder in die Hand nehmen, um ihn dann zu verklappen.

Ich denke ganz anders über Essen als früher, und es hört nicht auf, Spaß zu machen. Da ich aber gefühlt 40 Jahre Essen meist als «Muss ja» wahrgenommen habe und mich nicht länger damit befassen wollte, habe ich die ganzen simplen Dinge noch nie gemacht, die ich jetzt mache. Wie Gnocchi. Oder Käsekuchen. Und deswegen freue ich mich immer, wenn ein Gericht gelingt, selbst wenn ich der letzte Mensch auf diesem Planeten bin, dem es gelingt. Ich bin neulich kurz davor gewesen, mein besonders leckeres Sandwich zu bloggen, weil ich mich einfach darüber gefreut habe, wie toll das aussah und dass es noch toller geschmeckt hat. Ich hoffe, dass meine Newbierezepte die Freude transportieren, die ich dabei habe, den Kram zu kochen oder zu backen, selbst wenn viele Leser und Leserinnen wissen, wie Gnocchi gemacht werden. Mehr will ich gar nicht. Außer die Ergebnisse genussvoll zu essen, natürlich.

Wer suchet, der findet. Wer findet, der kocht

Ich habe bereits geschrieben, dass du dich an andere wenden kannst, wenn es darum geht, Essen zu entdecken. Das muss ja nicht gleich ein Foodcoaching sein. Vielleicht hast du einen Freund oder eine Freundin, der oder die so gut kocht, dass du dort am liebsten immer den Teller ablecken und nach einer Tupperschüssel mit Resten fragen möchtest. Häng dich einfach an diesen Menschen ran: Frag nach Lieblingsrezepten und meistbenutzten Kochbüchern. Er oder sie hat eventuell auch ein paar Links im Internet parat, die dir weiterhelfen. Frag, ob ihr mal gemeinsam kochen könnt, geh gleich zum Einkaufen mit und achte darauf, was so im Korb und damit in deinem Bauch landet. Ein einziges Rezept oder ein einziges richtig tolles Essen reichen meist schon, um die Lust aufkommen zu lassen, sie nachzukochen. Vielleicht mit einer persönlichen Variation? Vielleicht war der Rosmaringeschmack zu aufdringlich? Vielleicht magst du lieber Erbsen als Bohnen? Nachmachen, ändern, und schon bist du Koch oder Köchin. Hier ist deine Mütze.

Ich persönlich halte mich beim ersten Ausprobieren fast sklavisch an die Rezepte, die ich mir ausgucke, weil ich mir denke, dass die Menschen, die dieses Rezept kreiert haben, sich hoffentlich etwas dabei gedacht haben. Kolumnistin Okka Rohd hat diese Art zu kochen in einer Ausgabe der «essen & trinken» mal hübsch formuliert: «Wenn ein australischer Koch, der in seinem Berufsleben mit mehr Sternen dekoriert wurde als der Oberbefehlshaber eines Operettenstaates, mir 23 Gramm Palmzucker befiehlt, dann stelle ich das nicht infrage. (…) Es würde ja auch niemand auf die Idee kommen, bei einem Mozart-Streichquartett das Cello durch eine Mundharmonika zu ersetzen, bloß weil das eine interessante neue Note ergibt.»[39]

Deswegen koche ich so ziemlich jedes Gericht einmal buchstabengetreu nach; wenn's gut war, befolge ich es weiter; wenn's so mittel war, ändere ich irgendwas, und ja, es gibt auch genug Rezepte, die ich nachgekocht habe, die fürchterlich waren. Ich erinnere mich an einen Salat, der aus ziemlich vielen Zutaten bestand, die ich einzeln alle mochte, aber in der Kombination war er total daneben.

Meine ersten Anlaufpunkte vor dem Einkaufen sind Tastespotting.com und Foodgawker.com (beide auf Englisch) oder das deutschsprachige Äquivalent Rezeptebuch.com. Dort findest du unzählige Bilder von meist wunderschön fotografierten Gerichten, und unter den Bildern steckt ein Link, der dich direkt zum Rezept führt. Die drei Seiten «sammeln» quasi Rezepte von Tausenden Foodblogs auf der ganzen Welt, weswegen du garantiert fündig wirst. Und weil es eben so viele Blogs sind, stehen auf den drei Seiten nicht nur norddeutsche Fischgerichte für Kochprofis, sondern wirklich alles von Muffins über Brot zu Pasta und Wild, regionale Spezialitäten, totale Anfängergerichte, ausgefallene Patisserie sowie vegetarische und vegane Gerichte. Das sprichwörtliche Füllhorn – da isses. Die ganzen Köstlichkeiten werden zum allergrößten Teil von Amateuren und Amateurinnen zubereitet, also Menschen wie du und ich. Bitte keine Schwellenangst, wenn ein Bild so gut aussieht, dass du dir nie vorstellen kannst, dass du das auch hinkriegst – kriegst du. Einfach machen. Und dann notfalls nochmal. Die Vielfalt erschlägt einen manchmal ein bisschen, aber pick dir einfach zwei, drei Rezepte raus, die so klingen, als könnten sie dir schmecken und deinen Kochfähigkeiten entsprechen. Ein Lesezeichen setzen und ta-daa! Der erste Schritt zur eigenen Rezeptesammlung ist getan.

Mein Lieblingslesezeichensammelpunkt ist Delicious.com.

Dort kannst du deine Bookmarks mit einem Tag versehen, ihnen also Stichworte zuweisen. Ich mache das mit den jeweiligen Zutaten des Rezepts, das ich gerade bookmarke. Was bedeutet: Wenn du noch Rote Bete, Birnen und Straußensteaks hast und nicht weißt, was du damit anfangen sollst: Ein Klick auf das jeweilige Tag genügt, und schon bekommst du alle gespeicherten Rezepte mit dieser Zutat angezeigt. Und außerdem passt keine Webseite besser zum Rezeptesammeln als eine, die «köstlich» heißt. Aber das ist natürlich persönlicher Geschmack (haha).

Eine weitere Informations- und Inspirationsquelle: das Fernsehen und seine vielen Kochshows. Das Feuilleton lästert ja gerne darüber, dass es noch nie so viele Kochshows gegeben hat wie derzeit, die Leute aber trotzdem nur Müll essen. Ich glaube, die Autoren und Autorinnen derartiger Sätze überschätzen das Fernsehen ein wenig. Für mich ist es in erster Linie ein Unterhaltungs- und kein Mitmachmedium. Da muss schon ein gewaltiges persönliches Interesse vorhanden sein, bevor ich bei Sendungen wie «Ski-Gymnastik» wirklich im Wohnzimmer meine Beinmuskulatur trainiere oder bei Bob Ross anfange, die Staffelei auszupacken. Nur weil ich «Big Brother» gucke, möchte ich noch lange nicht, dass jemand den ganzen Tag mit einer Kamera hinter mir herläuft. Und obwohl ich Sendungen wie «Der Traum vom Haus» oder ähnliche Formate gerne sehe, habe ich noch nie den dringenden Wunsch verspürt, in meiner Wohnung Wände rauszukloppen oder meinem imaginären Nachwuchs Betten in Form von Rennautos laubzusägen. Derartige Shows sind für mich genau das: Shows, keine Lebenshilfe. Ich sehe Vincent Klink und Cornelia Poletto gerne bei der Arbeit zu, aber das war's dann auch: Das soll ruhig deren Arbeit bleiben und nicht meine werden.

Jedenfalls war das früher so. Inzwischen ist aber das gewaltige persönliche Interesse da, und ich bin auf der Suche nach Rezepten. Die meisten Kochshows haben eine Webseite, auf der man die Zutatenliste findet sowie eine Anleitung zum Nachkochen. Und wenn man in der Sendung schon gesehen hat, wie schnell oder einfach ein Gericht geht, ist das Nachkochen wirklich ein Klacks.

Bei uns auf dem Balkon steht eine Satellitenschüssel, mit der wir englische Sender empfangen können. Eine meiner liebsten Kochsendungen ist «Masterchef» bei der BBC, wo lauter Hobbyköche und -köchinnen gegeneinander antreten, um zum Schluss ein Restaurant zu bekommen. Dort gibt es keine Rezepte, aber man kann sich prima Anrichteweisen abgucken – oder feststellen, dass der Engländer an sich sein Kartoffelpüree eher breiig bevorzugt anstatt (wie ich) grobstückig. Aus der Sendung habe ich zum Beispiel ein Dessert: Zitronensorbet mit Gin-Tonic-Würfelchen. Also gelierter Gin Tonic, in kleine Würfel geschnitten. Ich habe einen äußerst entspannten Nachmittag in der Küche verbracht, an dem ich verschiedene Gin- und Tonic-Konzentrationen abgeschmeckt und gelieren lassen habe. Dass ich dauernd probieren musste, liegt in der Natur der Sache. Dass ich, wie gesagt, äußerst entspannt war, auch.

Wenn du deine Freunde belagert, das halbe Internet gebookmarkt und vom Fernsehen quadratische Augen bekommen hast, bleiben natürlich immer noch die guten alten Kochbücher. Die gibt es übrigens schon ziemlich lange. Bereits in der Antike wurden Rezepte aufgeschrieben, aber das war grundsätzlich die Küche der Oberschicht. Erst als genügend Menschen lesen und schreiben konnten, wurden auch bürgerliche Rezepte erfasst. In England erschien um 1740 «The Experienced English Housekeeper» von Elizabeth Moxon[40], und in Deutschland wurde 1845 das «praktische Kochbuch für die gewöhnliche und feinere Küche» von Henriette Davidis ein beliebtes Werk, das noch heute in vielen Familien vorhanden ist. Gunther Hirschfelder schreibt in «Europäische Esskultur»: «Das Aufkommen der neuen Kochkultur führte darüber hinaus dazu, dass der Einfluss der mündlichen Überlieferung auf die Nahrungskultur allmählich nachließ. Das beeinflusste nicht zuletzt das Verhältnis zwischen den Generationen, denn die junge Bürgerin entnahm wesentliche Teile der Ausbildung zur perfekten Hausfrau nicht mehr den Kulturmustern der älteren Generationen, sondern der neuesten Mode.»[41] Dass wir also automatisch von unseren Eltern kulinarisches Wissen mitbekommen, ist bereits seit über 100 Jahren mehrheitlich eine Illusion. Was ja erst einmal nichts Schlechtes sein muss, denn nicht jede Mutter versteht sich auf Molekularküche, und nicht jeder Vater weiß, wie man eine Croquembouche herstellt.

Aber für beides und noch viel mehr gibt es Dutzende, wahrscheinlich Hunderte von Kochbüchern, in denen wir die jeweiligen Rezepte finden. Auch hier nutze ich wieder das allwissende Internet, um Lesetipps zu bekommen. Im Buchhandel stehe ich manchmal etwas hilflos vor der schieren Masse an Büchern, die mir alle zurufen: Kauf mich, ich hab die tollsten Rezepte! Inzwischen weiß ich aber: Selbst wenn das Buch mundwässernd lecker aussieht, heißt das noch lange nicht, dass mir das Zubereitete schmecken muss. Deswegen verlasse ich mich auch hier auf meine immer länger werdende Liste von Kochbloggern und Kochbloggerinnen. Wenn du anfängst, Rezepte von diesen fremden Menschen nachzukochen und sie dir schmecken, kannst du darauf vertrauen, dass dir auch die weiteren Gerichte wahrscheinlich gefallen werden. Viele Blogger und Bloggerinnen kochen nicht nur, sondern rezensieren auch Kochbücher – und wenn du weißt, dass jemand auf deiner Linie liegt, kannst du auch seinem oder ihrem Kochbuchgeschmack vertrauen.

Eine weitere Quelle für neue Rezepte ist Flickr.com, eine Webseite, auf der man Fotos hochladen kann. Das beschränkt sich nicht auf Essen, ganz im Gegenteil. Ich bin mir ziemlich sicher, dass du auf Flickr zu jedem Stichwort, das dir gerade einfällt, ein passendes (oder auch sehr, sehr unpassendes) Bild finden wirst. Ich suche manchmal, wenn ich bei meinen Lieblingen wie Tastespotting oder in meiner langen Liste von Kochblogs nichts gefunden habe, was ich gerade kochen möchte, auf Flickr nach Rezepten. Dafür gebe ich Stichworte (meist auf Englisch) ein – entweder Zutaten oder Überbegriffe wie «vegetarian» oder «lunch». Und schon spuckt dir Flickr Dutzende, manchmal Hunderte von Fotos aus, von denen du dich inspirieren lassen kannst. Gerne auch gleich mit Verlinkungen zu Blogs oder Restaurants.

Ich habe direkt nach dem Foodcoaching begonnen, eine Liste von Dingen zu machen, die ich gekocht habe beziehungsweise die mir geschmeckt haben. Quasi mein eigenes Kochbuch. Das hört sich vielleicht ein bisschen blöd an, aber wenn man es jahrelang gewöhnt war, bei der Frage «Was esse ich denn heute?» in den Supermarkt zu gehen, sich ein Fertiggericht aus dem Regal zu ziehen, es gedankenlos zu verzehren und schnellstmöglich wieder zu vergessen, ist der eigene Esshorizont recht eingeschränkt. Deswegen habe ich gnadenlos aufgeschrieben, was ich alles schon gekocht habe, um eben nicht wieder in Versuchung zu kommen, eine Dosensuppe aufzumachen, wo ich doch inzwischen weiß, wie grandios meine eigene Möhren-Orangen-Suppe schmeckt. Zum Beispiel mit kühler Crème fraîche, gerösteten Haselnüssen, ein bisschen Petersilie und einem fruchtigen Weißwein. Genau diese Kombination findest du in meinem Flickr-Pool.[42] Ich mache nämlich inzwischen nicht nur Listen, sondern auch Fotos von Dingen, die ich zubereitet habe.

Auf meiner Liste finden sich auch Käsesorten, bei denen ich notiert habe, wie sie schmecken und ob ich sie wieder essen wollen würde. Ich habe in Stichworten notiert, wie ich die Tomatensauce zu den Nudeln gemacht habe, die mir so gut geschmeckt hat (in diesem Fall war das Geheimnis, ein paar getrocknete Tomaten mit in die Sauce zu geben). Ich habe mir Zubereitungsarten aufgeschrieben, die mir nicht eingefallen wären, wenn ich sie nicht irgendwo gelesen und die ich garantiert wieder vergessen hätte. Klar kann ich mir ein Brot schmieren mit Ziegenkäse und Gurkenscheiben drauf, aber ich kann auch die Gurke in fünf, sechs Blöcke schneiden, sie aushöhlen und mit Ziegenkäse füllen, den ich mit frischen Kräutern vermischt habe. Und dazu röste ich mir die Brotscheibe und streiche vielleicht noch ein bisschen Butter darauf, bestreue sie mit Meersalz und Kräutern … klingt doch gleich ganz anders als «Käsebrot mit Gurke» und möbelt die Alltagsküche ein bisschen auf. Hätte ich aber garantiert vergessen, weil mein Gehirn noch ein paar andere Dinge speichern muss als Zubereitungsarten für Gurken.

Zu guter Letzt: Wenn du noch Großeltern hast, frag sie nach den Rezepten, die du bei ihnen in deiner Kindheit gerne gegessen hast. Wenn ich früher angefangen hätte, mich für gutes Essen zu interessieren, wüsste ich heute die Rezepte meiner Omi, die als junge Frau im damaligen Ostpreußen als Hauswirtschafterin gearbeitet hat. Ich wüsste, wie sie Leber so zart bekommen hat, dass sogar ich Nörgelnase sie essen mochte, warum ihr Grießbrei nicht so plockig war wie meiner und wie sie ihren Frankfurter Kranz meterhoch stapeln konnte. Weiß ich jetzt leider alles nicht. Also geh fragen. (Und mach Fotos von allem und schick mir den Link zu deinem Flickr-Pool.)

Ich würde gerne noch kurz über Fleisch reden

Direkt nach dem Foodcoaching habe ich Fisch- und Fleischsorten gegessen, die ich vorher nicht so oft probiert habe. Oder anders: Ich habe angefangen, meinen kulinarischen Horizont zu erweitern, der bisher nur aus Hähnchenbrustfilet, Aufschnitt und ab und zu einem Hamburger bestand. Fisch hatte ich so gut wie nie gegessen, nun aber gelernt, wie großartig er schmecken kann. Deswegen futterte ich mich auch monatelang durch sämtliche Fisch- und Fleischtheken Hamburgs. Aber genau wie beim Umdenken von Industriefutter auf Selbstgekochtes klopfte auch hier irgendwann das Gewissen an – und der gute Geschmack, denn selbst ich Gourmet-Newbie merkte, dass das Fleisch von unserem Biometzger besser schmeckt als das eingeschweißte Zeug aus der Kühltheke.

Also gewöhnte ich mir an, nur noch Biofleisch zu kaufen. Bei Fisch habe ich (meistens, nicht immer, Asche auf mein Haupt) auf die Listen von WWF[43] oder Greenpeace[44] geschaut, um einen Überblick zu bekommen, welche Fische man überhaupt noch essen kann, ohne dafür zu sorgen, dass sich die Weltmeere endgültig leeren. Denn die Bestände sind durch Überfischung teilweise schon so gering geworden, dass einige Arten kurz davor sind, auszusterben – nicht weil sich das Klima wandelt oder ein Meteorit einschlug, sondern weil wir uns daran gewöhnt haben, selbst im Supermarkt Sushi zu bekommen und vor allem wenig dafür zu bezahlen. Fisch, genau wie Fleisch, ist ein Massenprodukt geworden – mit erschreckenden Folgen für das Ökosystem, das Klima, die Tiere und auch für uns Menschen.

Mit diesem Status als «Nicht mehr ganz so viel Fleisch und wenn, dann gutes»-Esserin bin ich ganz hübsch gefahren, bis ich ein Buch gelesen habe, das alles verändert hat. Das Buch heißt «Tiere essen» und stammt von Jonathan Safran Foer. Darin beschreibt Foer, wie er versucht, seinem kleinen Sohn zu erklären, warum wir Kühe essen, Hunde und Katzen aber nicht. Aus Rechtfertigung wird Neugier, und so beginnt Foer zu recherchieren: Woher kommt eigentlich das ganze Fleisch, das wir jeden Tag verzehren, und wieso ist es so billig?

Um es kurz zu machen: Nach der Lektüre dieses Buchs habe ich meinen Fleischkonsum so gut wie ganz eingestellt. Ich koche vegetarisch und bestelle in Restaurants vegetarisch, wenn's geht. Wenn es nicht geht, esse ich allerdings noch Fleisch, denn da ich nicht mehr in die Currywurstbude nebenan oder die Burger-Kette mit 30 000 Filialen gehe, kann ich davon ausgehen, dass ich gutes Fleisch bekomme. Seitdem ist mir aufgefallen, wie schwierig es ist, fleischlos zu essen, wenn man nicht selbst am Herd steht. Klar hat jedes Restaurant einen Salat auf der Karte, aber mal ehrlich: Dafür muss ich nicht essen gehen. Und für Nudeln mit Tomatensauce auch nicht. Selbst bei der Bäckerei um die Ecke bekommt man kaum fleischlos belegte Brötchen, wenn man etwas Aufregenderes haben will als Scheiblettenkäse mit viel zu viel Remoulade.

Genau dieses belegte Brötchen war auch so ziemlich das erste in meinem Speiseplan, das dem Foodcoaching zum Opfer gefallen ist. Auch wenn es frisch gemacht ist, sind es immer noch billige Zutaten, die auf dem Alibisalatblatt liegen für Menschen, die keine Lust haben, sich selber ein Brot zu schmieren. Das muss ich mir nicht mehr antun. Stattdessen befindet sich in meiner Lunchbox ein ordentlich belegtes Brot, gerne selbstgebacken. Das geht übrigens auch so unglaublich einfach, dass man sich danach fragt, wieso man jemals das luftübersättigte Plusterzeug aus der Kettenbäckerei gekauft hat. Gib mal «no-knead bread» oder «Topfbrot»[45] in die Suchmaschine deiner

Wahl ein: Da wartet ein Rezept mit gerade vier Zutaten auf dich, nämlich Mehl, Hefe, Salz und Wasser. Das ist innerhalb von fünf Minuten zusammengerührt, dann lässt man den Teig einen knappen Tag einfach irgendwo rumstehen und bäckt ihn dann in einer Stunde zu einem goldig-knusprigen Laib, der, ungelogen, besser schmeckt als jedes Fertigbrot. Wenn ich abends nach der Arbeit nach Hause komme, backe ich den Teig vom Vortag auf und setze sofort wieder einen für morgen an. Jeden Tag frisches Brot – ohne Zusatzstoffe und mit nur zehn Minuten Arbeitsaufwand. (Was bei mir am längsten dauert, ist, Arbeitsfläche und Schüssel vom Mehlpamp zu befreien.) Mal gebe ich Sesam zum Teig, mal gehackte Pinien- oder Sonnenblumenkerne, mal getrocknete Tomaten; ich nutze verschiedene Mehlsorten, aber egal, was ich mache: Es schmeckt immer phantastisch. Man muss nicht stundenlang danebenstehen und kneten und den Hefeteig im Warmen gehen lassen und nochmal kneten und nochmal gehen lassen – man muss die Zutaten einfach nur zusammenrühren und einen Tag später backen. Und dann für die Mittagspause belegen: Salat, Tomatenscheiben, Gurkenscheiben. Ich finde körnigen Senf als Grundlage herrlich, dann den Lieblingskäse drauf, etwas Salz und Pfeffer, vielleicht noch ein bisschen Kresse. Oder du nimmst Frischkäse und ballerst den mit Kräutern zu. Dann mit dem Sparschäler Möhren-, Zucchini- oder Kohlrabistreifen draufhobeln. Ach, wieso überhaupt «oder»? Alles drei! Oder du machst das klassische Caprese-Sandwich: reife, süßsaftige Tomaten, Büffelmozzarella, einen kleinen Klecks selbstgemachtes Basilikumpesto … und um die wunderbaren Beläge herum schmeckst du dein lockeres, krachig-krumiges Topfbrot, leicht gesalzen und frisch gebacken.

(Ich sabbere gerade ein bisschen auf die Tastatur.)

Wo war ich? Ach ja. Bei Fleisch und Fisch. Entschuldige den Schlenker. Bei Gemüse weißt du ja inzwischen, bei welchem Marktstand oder in welchem Supermarkt du deine Lieblingssorten bekommst. Weißt du das auch bei Fleisch? Wahrscheinlich nicht, wenn du nicht gerade einen Metzger oder eine Metzgerin deines Vertrauens hast, die dir sagen können, woher der Schinken, die Wurst und das Filetstück stammen, die in der Auslage rosig schimmern. Im Supermarkt steht auf dem Etikett jedenfalls selten, wo genau das Tier, das mal Besitzer dieses Bruststücks war, gelebt hat und wo es geschlachtet wurde.

Wir wissen eigentlich, dass unser Fleischkonsum nur durch Massentierhaltung möglich ist, und wir wissen auch, dass Massentierhaltung nie und nimmer artgerecht sein kann. Trotzdem schaffen wir es täglich, bei jedem gedankenlosen Bagel mit Putenbrust, bei der Carbonara mit Speck, bei der Pizza Salami und der Zwiebelsuppe mit Fleischbrühe diese Massentierhaltung in den Hinterkopf zu verdrängen. Das geht sogar ganz einfach; ich habe es auch 40 Jahre lang prima hinbekommen. Wir sehen einmal im Jahr eine Dokumentation im Fernsehen, die uns kurz erschüttert und uns kurzfristig auf eben den Bagel mit Putenbrust verzichten lässt – und eine Woche später haben wir alles vergessen, weil Putenbrust halt so lecker ist. Wir fahren auf der Autobahn vielleicht mal an einem Tiertransport vorbei und ahnen, wie schlecht es den Tieren geht, die teilweise durch ganz Europa zu riesigen Schlachthöfen gekarrt werden, bestellen einmal die Tomatensauce zu den Nudeln und eine Woche später wieder die Carbonara, weil sie halt so lecker ist. Wir belächeln vegetarisch oder vegan lebende Menschen, faseln was von «Wenn Gott nicht gewollt hätte, dass wir Tiere essen, warum hat er sie dann so schmackhaft gemacht?», machen bescheuerte Witze wie «Vegetarier essen meinem Essen das Essen weg», lachen darüber, greifen zum Billighühnchen aus der Supermarkttheke und finden uns dabei auch noch ganz großartig, weil wir über so was Muschi-mäßigem wie Tierliebe drüberstehen und weil wir eh so viele Kopfschmerztabletten in uns reinwerfen, da machen die paar Antibiotika aus dem Huhn den Kohl auch nicht mehr fett.

Wie gesagt: Das habe ich auch jahrelang praktiziert. Und dann kam das Buch von Herrn Foer. Und dann noch eins von Adrian Peter – «Die Fleischmafia» –, das sich mit der Fleischindustrie beschäftigt. Sie ist inzwischen leider genau das: eine Industrie, der das Wohl der Tiere relativ egal ist, solange am Monatsende die richtigen Zahlen auf der Abrechnung stehen. Und wem die Tiere egal sind, dem sind wahrscheinlich auch die Menschen egal, die diese Tiere essen.

Bei einem Test des niedersächsischen Landesuntersuchungsamts LAVES 2004 wurde jede dritte Fleischprobe bemängelt.[46] Oft war das Fleisch jenseits von Gut und Böse, was das Verzehrdatum angeht, und wies zum Beispiel Schimmel auf. Aber das scheint ziemlich normal zu sein – wir erinnern uns an das Gammelfleisch im Herbst 2005, wo diverse Lieferanten und Lieferantinnen abgelaufene Ware umdeklariert haben. Oder der Skandal, bei dem Ende 2006 in einer Halle in München 100 Tonnen Fleisch sichergestellt wurden, das dort teilweise seit vier Jahren lagerte – während eine noch größere Menge genau von diesem Fleisch ausgeliefert und von uns verzehrt wurde.[47] Hormone im Kalbfleisch. BSE. Erinnerst du dich? Nicht schon wieder vergessen und verdrängt? Gut so.

Eigentlich kein Wunder, dass wir dauernd über Ekelkram in der Zeitung lesen müssen. Die Fleischindustrie kalkuliert wie jedes wirtschaftliche Unternehmen so knapp wie möglich. Das heißt, es werden billige Arbeitskräfte eingestellt, gerne über Sub-Unternehmer, die nicht fachgerecht ausgebildet sind und sich vor allem nicht wehren können, wenn ihnen etwas nicht passt. Die Staatsanwaltschaft Oldenburg, die an der Aufdeckung vieler Fleischskandale beteiligt war, meint: «Von Arbeitern, die zwischen 12 und 18 Stunden täglich bei Stundenlöhnen zwischen 1,50 und 4 Euro schuften und die in häufig verwahrlosten Unterkünften hausen müssen, kann man kaum erwarten, dass sie sich mit dem Lebensmittelhersteller identifizieren, geschweige denn mit dessen Produkt.»[48]

Es liegt aber nicht nur an den Produzenten und Produzentinnen, sondern auch am Umfeld: Die Gemeinden und Landkreise, in denen die riesigen Schlachthöfe oder Mastanlagen stehen, sind oft auf die Steuereinnahmen angewiesen. Ein Fleischbeschauer aus dem Landkreis Cloppenburg erzählt: «‹Früher kriegten wir Ärger, wenn wir etwas übersehen haben, heute kriegen wir Ärger, wenn wir etwas sehen.› (…) Die Kontrolleure würden von ihren Vorgesetzten systematisch ausgebremst. Mit den Fleischfabrikanten wolle sich keiner anlegen.»[49] Die Folge: Fleisch kann sehr preiswert produziert werden. Foer rechnet in «Tiere essen» nach: In den letzten 50 Jahren, seit die Massentierhaltung die klassische Aufzucht ersetzt habe, seien die Kosten für ein Haus in den USA durchschnittlich um 1500 Prozent gestiegen, die für ein neues Auto um mehr als 1400 – aber die für Milch gerade einmal um 350 Prozent, während der Preis von Eiern und Hühnerfleisch sich nicht einmal verdoppelt habe. Wenn man die Inflation beachte, koste tierisches Protein heute so wenig wie noch nie in der Menschheitsgeschichte.[50]

Wie können Lebewesen zu einer Ware werden – zu einer viel zu billigen obendrein? Ganz einfach: Man züchtet sie genau darauf hin: auf hohe Erträge und geringe Kosten. Wie es den Tieren zeit ihres Lebens geht, ist egal, solange die Profite stimmen. Zwischen 1935 und 1995 stieg das Durchschnittsgewicht eines Masthähnchens um 65 Prozent an, während die Zeit bis zur Schlachtung um 60 Prozent verkürzt und der Futterbedarf um 57 Prozent gesenkt wurde. Wie radikal diese Veränderung ist, zeigt ein Vergleich: Wenn das Huhn ein menschliches Kind wäre, würde es mit zehn Jahren 140 Kilo wiegen und sich dabei ausschließlich von Müsliriegeln und Multivitaminbonbons ernährt haben.[51]

Das Futter der Tiere ist selten artgerecht. So werden zum Beispiel Kühe und Rinder gerne mit Mais oder Soja gefüttert. Getreide haben diese Tiere zwar nicht auf ihrem genetischen Speiseplan stehen, aber es ist einfach kostengünstiger als frisches Gras oder Heu. 60 Prozent der amerikanischen Maisernte werden an Masttiere verfüttert[52] – und zu dem Futter, das den Tieren nicht schmeckt, werden die lustigen Aromen gemischt, die ich bereits erwähnt habe. Hans-Ulrich Grimm schreibt in «Die Suppe lügt»: «Bell Flavor & Fragrances hat fürs Pferd beispielsweise die Geschmacksrichtung ‹Heu & Kraut› im Angebot, für Schweine sogar ‹Trüffel›. Die Katze kriegt, ganz ohne Jagd und Mühe, ein Aroma Marke ‹Maus›, und für Hühner haben die Chemiker eine Komposition vom Typ ‹Regenwurm› zusammengestellt – eine besonders bewundernswerte Leistung der Labor-Mannschaft, vor allem hinsichtlich der sicher schwierigen Untersuchung, wie denn wohl das Original schmeckt. (…) Es ist indessen nicht nur das Mitgefühl zur Kreatur, das die Futterproduzenten zum Geschmackstopf greifen lässt. Oft müssen die Kunstaromen nur kaschieren, dass der Fabriklandwirt am Futter gespart hat. Ein Schwein, das Rindvieh, könnte die Nahrungsaufnahme verweigern. Doch Aromen im Futter können den ‹anrüchigen Geschmack von billigsten Futterrationen effektiv maskieren›, verkündet der US-Produzent Agrimerica im Prospekt für seine Futteraromen.»[53]

Mit Aromen ist es leider noch nicht getan – im Futter für die Tiere befinden sich vom ersten Lebenstag an bis zur Schlachtung Antibiotika oder andere Medikamente. In den riesigen

Ställen oder Hallen können sich Krankheiten blitzschnell ausbreiten, weswegen die Industrie dafür sorgt, dass sie gar nicht erst ausbrechen. Foer schreibt, dass in den USA über 1,3 Millionen Kilo Antibiotika pro Jahr verabreicht werden – an Menschen. Die Tiere bekommen die unfassbare Masse von gut 8 Millionen Kilo zugefüttert. Und das ist nur die Angabe der Industrie. Die Union of Concerned Scientist berichtet, dass die Industrie gerne zu geringe Zahlen angebe; ihre Schätzung liegt daher bei satten 11 Millionen Kilo.[54] Ich bin keine Naturwissenschaftlerin, aber wenn uns erzählt wird, dass wir bei Kartoffeln und Äpfeln immer schön die Schale mitessen sollen, denn da steckten die ganzen Mineralstoffe, dann kann mir niemand erzählen, dass die ganzen Medikamente, die in den Hühnern und Schweinen und Rindern stecken, nicht ebenfalls in meinen Magen gelangen, wenn ich sie esse.

Ein letztes Argument gegen den Fleischkonsum habe ich noch: den Klimawandel. Wenn du ab und zu dein Auto stehen lässt und den Bus nimmst, um selbst etwas gegen die Erderwärmung zu tun, dann ist das schön – aber es würde viel mehr bringen, kein Holzfällersteak mehr zu essen. Viehzucht ist für 51 Prozent der klimaerwärmenden Gase verantwortlich und zerstört weite Landstriche. In einem Interview mit der «Frankfurter Allgemeinen Zeitung» wurde Foer genau darauf angesprochen:

«FAZ: Sie sprechen von einem Krieg zwischen Mensch und Tier.

Foer: Massentierhaltung ist eine 140-Milliarden-Dollar-Industrie; nahezu ein Drittel der Erdfläche wird für Viehzucht genutzt, der Regenwald wird abgeholzt, um Tierfutter anzubauen. Es geht hier einfach um sehr viel. Und vor allem, was den Fischfang angeht, kann man es nicht anders als Krieg nennen. Wir nutzen Kriegstechnologien, um Fische zu jagen. Kriegsschiffe, Radar, Satelliten – der ganze Meeresboden wird leer geräumt. Wenn das kein Krieg ist, weiß ich nicht, was Krieg sein soll.

FAZ: Wenn man gerne etwas Gutes tun möchte, aber nicht vollkommen auf Fleisch verzichten, was sollte man dann am ehesten weglassen?

Foer: Das kommt drauf an, was Ihnen wichtig ist. Wenn Ihnen das Wohlergehen der Tiere wichtig ist, dann sollten Sie wohl am ehesten Eier weglassen. Wenn Ihnen die Umwelt wichtig ist, sollten Sie kein Rindfleisch essen. Wenn Ihnen die Zukunft des Planeten wichtig ist, sollten Sie auf Fisch verzichten.»[55]

Foer erwartet von seinen Lesern und Leserinnen gar nicht, dass sie von heute auf morgen einen vegetarischen Lebensstil annehmen. Er plädiert eher für den bewussten Umgang mit Fleisch. Also eben nicht mehr den Bagel mit Putenbrust nebenbei und die Carbonara in der hektischen Mittagspause, sondern eine klare Entscheidung, ein- oder zwei- oder dreimal die Woche ein fleischloses Essen zu kochen oder zu bestellen. Das Lustige an seinem Buch: Nachdem ich es gelesen hatte, habe ich mich nicht innerlich zusammengerissen, in Pose geschmissen und moralisch überlegen den weitreichenden Beschluss auf dem Weg zum besseren Menschen gefasst: «Ja! Fleischlos leben! Ab jetzt! Für immer!» Stattdessen hatte ich nach dem Buch schlicht und einfach keine Lust mehr auf Fleisch. Ich hatte so viele Fakten gelesen, die mir vorher in ihrem Ausmaß nicht klar waren – und die meisten von ihnen waren sehr, sehr unappetitlich –, dass ich einfach kein Fleisch mehr essen *wollte*. Ich habe wochenlang darauf gewartet, dass das Gefühl verschwindet und ich wieder ein Schnitzel essen will, aber es blieb. Über Monate – bis ich an einem Freitagnachmittag plötzlich zum ersten Mal wieder einen richtigen Jieper auf Fleisch bekam, und dann gab's Frikadellen. Natürlich mit Hackfleisch vom Biometzger bei uns um die Ecke. Das war gut, das hat mir geschmeckt – und danach war wieder monatelang Ruhe.

So ernähre ich mich bis heute. In unserem Kühlschrank findet sich der Aufschnitt vom Kerl (der Foer nicht lesen wollte) direkt neben meinen fünf Sorten Käse. Ich kaufe überhaupt keine Fleischprodukte mehr ein und koche ganz selbstverständlich und ohne darüber nachzudenken vegetarisch. Ich bezeichne mich nicht als Vegetarierin, dafür kommen mir alle drei Monate die Frikadellen zu sehr in die Quere (Hackfleisch ist mein Heroin). Angeblich nennt man Menschen wie mich «Flexitarierinnen»[56], also Fleischesserinnen, die die meiste Zeit keine sind. Beknackt, dass es mal wieder einen Stempel für eine Ernährungsweise gibt, der meiner Meinung nach völlig überflüssig ist. Aber nun gut. Wenn ich demnächst bei einer Essenseinladung zu Bekannten gefragt werde, ob ich auf irgendwas allergisch bin oder etwas überhaupt nicht mag, kann ich entspannt sagen: «Nee, du, alles supi, bin Flexitarierin, weißt du. Brokkoli statt Bratwurst, aber sonst alles easy. Bussi!» Ich würde mich nie wieder einladen.

Größtenteils fleischlos zu leben, bekommt nicht nur dir, sondern auch dem Klima und natürlich den Tieren, die eben nicht auf deinem Teller landen (ich klopfe dir mal kurz auf die Schulter dafür). Für den Heiligenschein reicht es aber leider noch nicht, denn Milchprodukte und Eier stehen noch zur Diskussion. Die heutigen Hochleistungsmilchkühe haben mit den knuffigen Puscheltieren, die auf den Milchpackungen abgebildet sind, kaum noch etwas gemeinsam. Sie sind auf völlig unnatürliche Litermengen gezüchtet, stehen ausschließlich im klimatisierten Stall, bekommen zeitlebens Medikamente, werden von ihren Kälbern getrennt und sofort wieder geschwängert, denn nur eine Kuh, die gekalbt hat, gibt überhaupt Milch.[57] Das Argument, ohne die wunderbaren Inhaltsstoffe der Milch würden unsere Knochen quasi zerbrechen, wird übrigens von lustigen Statistiken entkräftet: Die Länder, in denen Milch getrunken wird, haben höhere Raten an Osteoporose als diejenigen, in denen keine Milch verzehrt wird, zum Beispiel Asien, wo 98 Prozent der Bevölkerung, oder Afrika, wo 90 Prozent der Menschen keine Milch vertragen.[58]

Bleiben noch die Eier. Dass Masthühnchen ein fürchterliches und kurzes Leben führen, muss ich dir nicht mehr erzählen. Den 40 Millionen Legehennen in Deutschland[59] geht es leider nicht viel besser. (40 Millionen Hühner bedeuten übrigens auch statistisch gesehen 40 Millionen tote Hähnchen im Jahr, denn die männlichen Küken werden vergast oder lebend geschreddert.[60]) Durch künstliches Futter und Licht wird ihr Legezyklus verändert, sodass eine Henne durchschnittlich 300 Eier im Jahr legt – zwei- bis dreimal so viel wie unter nicht-industriellen Bedingungen. Am Ende dieses Jahres wird sie geschlachtet, denn es ist günstiger, ein neues Huhn zu kaufen als ein älteres weiterleben zu lassen, dessen «Produktion» nach einem Jahr weniger wird.[61] Wenn du nicht auf Eier verzichten willst – ich will es (noch) nicht –, dann kauf bitte wenigstens die mit der 0 auf der Schale. Diese Ziffer gibt an, dass das Ei aus ökologischer Erzeugung stammt. Die 1 (Freilandhaltung) ist fast genauso fürchterlich wie Boden- oder Volierenhaltung (ein eleganter Euphemismus für mehrere Käfige, die übereinandergestapelt stehen). Denn bei der Freilandhaltung müssen den bis zu 6000 Hühnern in einer Halle gerade einmal vier Quadratmeter Fläche an der frischen Luft zur Verfügung stehen.[62] Diese Eier kannst du also getrost im Supermarkt liegen lassen.

Ich weiß von mir selber, dass gute Ratschläge zum einen Ohr rein und wahnsinnig schnell zum anderen Ohr wieder raus sind. Deswegen habe ich nur eine Bitte an dich: Du könntest spaßeshalber mal die schlauen Bücher lesen, die sich in den Fußnoten verbergen. Oder einen Tag in der Woche bewusst ohne tierische Produkte leben. Oder zwei. Nur ein Vorschlag. Tut wirklich nicht weh. Und denk an die Berge von Spaghetti aglio e olio, die du stattdessen wegschlabbern kannst! Oder selbstgemachte Guacamole mit deinem frischgebackenen Topfbrot. Oder – mein neuester Liebling – lauwarmer Salat aus Möhrenstreifen mit gerösteten Senfkörnern und einer Minz-Joghurt-Marinade.

(Ich sabbere schon wieder.)

Blogeintrag 6. Mai

Free your mind and your fat ass will follow

Ich habe zwei Fotos[63][64] von mir in der wunderbaren Facebook-Gruppe «How to look like your shirt print»[65] hochgeladen. Das mag für viele von euch jetzt nicht so die Heldentat sein, aber für mich war es ein ziemlich großer Schritt. Der ziemlich gute Laune gemacht hat.

Ich bin dick. Und das ändert sich auch nicht mehr. Ich habe durch mein Foodcoaching zwar (zum hundertsten Mal) gelernt, wie ich wohl abnehmen könnte, aber das wusste ich auch schon vorher. Ich habe die Weight Watchers hinter mir, die ominöse Max-Planck-Diät, bei der man sich wochenlang von Steak und saurer Sahne und Orangensaft ernährt, ich habe Kalorien gezählt und Fett, habe Kohlsuppen gegessen, Gemüsebrühen, überteuerte Pülverchen und Trennkost, habe vegetarisch gelebt, weil ich gehofft hatte, dass das was bringt, habe angefangen zu rauchen, weil das ja angeblich den Hunger bekämpft, kurz, ich habe 25 Jahre lang einen Kampf gegen mich und meinen Körper geführt, weil ich fett war. Bin. Bleiben werde. Und das ist schließlich das Schlimmste, was man sich selber antun kann. Könnte man ja ändern. Man müsste ja nur weniger essen und sich mehr bewegen, und schon ist man schlank und glücklich. Lustig, dass «schlank» immer gleichgesetzt wird mit «glücklich». Lustig auch, dass uns Dicken immer und überall eingeredet wird, wir seien so dermaßen unliebenswert und unsexy, dass sich niemand mit uns abgeben könnte. Wenn diese Scheißtheorie stimmt, müssten alle dünnen Menschen in tollen Beziehungen leben, und wir Dicken würden einsam und alleine sterben, um von Ameisen aufgefressen zu werden, in unseren anonymen Ein-Zimmer-Wohnungen, die wir mit niemandem teilen, weil wir hässlich und doof sind. Merkt ihr was?

Es gab bei der BBC mal eine faszinierende Sendung[66], bei der zehn schlanke Menschen an einem Versuch teilgenommen haben. Sie mussten vier Wochen lang täglich 10 000 Kalorien zu sich nehmen (googelt bitte selber, wie viele BigMacs das sind. Ne Menge), durften keinen Sport mehr treiben und wurden danach wieder gewogen. Einige haben richtig schön zugelegt, andere hingegen sind trotz dieser Mast kaum ein oder zwei Kilo schwerer gewesen. Jeder Mensch ist eben anders. Jeder Mensch verarbeitet Nahrung anders. Deswegen kennt auch jeder einen schlanken Freund oder eine schlanke Freundin, die täglich eine Sahnetorte essen können, ohne zuzunehmen, während andere nur an ein Bild einer Sahnetorte denken müssen, und schon sind fünf Kilo auf den Rippen.

Und genauso ist es mit dem Abnehmen. Ja, ich kenne immerhin einen Menschen, der mal 15 Kilo abgenommen hat und bei dem sie auch seit 20 Jahren nicht wiedergekommen sind. Ich kenne allerdings auch mindestens zehn Leute, die sich seit Jahren mit der einen oder anderen Methode quälen, ein bisschen dünner zu werden und stattdessen immer mehr in die Breite gehen. Oder die ihr Leben lang ihr Essen rationieren und / oder jeden Tag Sport treiben *müssen*, um nicht wieder zuzunehmen. Das mag für einige okay sein, für mich klingt das nach einem Scheißleben. Jedenfalls scheißiger als dick zu sein.

Ich habe durch das Foodcoaching etwas viel Wichtigeres gelernt als abzunehmen: Essen zu genießen.

Essen war für mich immer das Böse, das Verbotene, eine Sünde (dieses verfickte Scheißdreckswort will ich nie wieder im Zusammenhang mit Essen hören). Essen war immer etwas, was sein musste, was ich aber nie wollte. Schokolade war böse, weil sie dick macht und dick war ich ja schon und oh Gott jetzt ess ich schon wieder Schokolade oh Gott ich werde noch fetter oh Gott keiner hat mich lieb oh Gott dagegen hilft nur Schokolade die hat mich lieb. Und so weiter. Ganz vereinfacht gesagt. Mein Kopf ist noch etwas komplizierter gestrickt, aber Essen war nie einfach. Oder genussvoll. In wenigen Momenten, ja. Wenn ich es zelebriert habe. Wenn ich das Gefühl hatte, mir etwas Gutes tun zu wollen. Aber diese Momente waren selten, denn ich habe es ja nicht verdient, dass ich mir etwas Gutes tue, denn ich bin schließlich fett und damit doof und undiszipliniert und scheiße.

Inzwischen ist Essen ein täglicher Genuss geworden. Ich habe bis heute keine Ahnung, was Lu mit mir gemacht hat, außer mich an die Hand zu nehmen und mir zu sagen: «Du darfst alles essen, was du willst.» Weil nämlich alles schmeckt und alles guttut, vor allem mir. Und seitdem zelebriere ich Essen so gut wie jeden Abend und genieße und freue mich darüber. Und ich habe kein Gramm abgenommen, obwohl ich gesünder esse und bewusster und mich einen Hauch mehr bewege. Und wisst ihr was? Es ist egal. Weil es mir so wichtig geworden ist, nicht mehr gegen meinen Stoffwechsel, meine Eigenarten und meinen Hunger anzugehen, sondern stattdessen mich zu mögen, mich um mich zu kümmern, mich nicht mehr zu verstecken, obwohl ich doch dick bin und damit ganz schlimm für anderer Leute Augen.

Ich habe wunderbare Gelegenheiten ausgelassen wie zum Beispiel einen Bericht im ZDF über die Tagebuchhölzer[67] meines Opas, weil ich dick bin und nicht vor eine Kamera wollte, um Hasspost zu bekommen. Ich habe jahrelang Einladungen zu Bloggertreffen abgelehnt, weil mich da ja jemand sehen könnte, der bisher durch mein Blog eine gute Meinung von mir hatte – die sich natürlich sofort ändert, wenn er oder sie mich sieht. Ich habe so viele Dinge nicht gemacht, die ich hätte machen können – nicht, weil mich mein Dicksein daran gehindert hat, sondern das soziale Stigma, das Dicksein mit sich bringt, die ganzen Vorurteile und Arschlochbemerkungen, die ich nach 40 Jahren brav verinnerlicht habe.

Aber die sind auf einmal nicht mehr so wichtig.

Ich habe meinen Kleidungsstil verändert, von den sackartigen Hosen und Jungsshirts zur taillierten Jacke und den Ohrringen. Ich schminke mich wieder jeden Tag, und ich freue mich darauf, unter Menschen zu gehen bzw. Menschen zu mir einzuladen. Weil ich mich endlich, endlich, endlich in meinem Körper wohl fühle. Oder zumindest Frieden mit ihm geschlossen habe. Ich bekämpfe ihn nicht mehr, ich beschimpfe ihn nicht mehr, ich hasse ihn nicht mehr. Ich kümmere mich um ihn und füttere ihn mit gutem Zeug. Und mit Schokolade, denn das ist auch gutes Zeug.

Und dieses neue Körpergefühl hat dazu geführt, dass ich dieses Jahr auf die Internetkonferenz re-publica[68] gefahren bin, von der ich wusste, dass mich dort viele Leute sehen, die nur mein winziges Profilfoto auf Twitter kennen, auf dem ich irgendwie dünner aussehe, als ich bin. Aber zum ersten Mal seit Jahren habe ich keine Angst mehr davor, unter Leute zu gehen, weil ich fett bin, weil ich weiß, dass es okay ist. Ich bin okay. Mein Körper ist okay. Und wer meinen Körper nicht okay findet, kann mir egal sein. Diese Souveränität klappt zwar noch nicht immer, aber es reicht, um alberne Fotos für eine Facebookgruppe zu machen, auf denen man mein Doppelkinn sieht. Weil es zu mir gehört. Weil ich das bin. Weil ich okay bin.

Um bei diesem Satz: «Weil ich okay bin» anzukommen, habe ich 30 Jahre gebraucht. Und deswegen fühlen sich die Facebookfotos für mich wie eine Heldentat an.

Diäten sind schlecht für dich. Aber toll für andere

«Weil ich okay bin» ist ein Satz, für den man sich als dicker Mensch eigentlich den ganzen Tag lang rechtfertigen muss. Weil kein schlanker Mensch nachvollziehen kann, dass man sich okay findet. Ich habe dafür auch eine lange Zeit gebraucht, aber jetzt ist es eben so. (Ätsch.) Ich zitiere, was ich mir seit Jahrzehnten anhören muss – und ich nehme an, ich bin nicht der einzige dicke Mensch, der diesen Quatsch schon mal zu Ohren bekommen hat:

1. Es ist ungesund, dick zu sein, und ruiniert im Alleingang den Sozialstaat. (Übersetzung: Ich bin total gemein zu den dünnen Menschen, die längst nicht so viel für die Krankenkasse zahlen müssten, wenn ich mal weniger Chips essen würde.)

2. Es sieht nicht gut aus. (Übersetzung: Ich kriege nie jemand ab, der mit mir ins Bett will. Was dem Rest der Welt, der nicht mit mir ins Bett will, eigentlich total egal sein könnte.)

Ich komme sowohl auf den Gesundheitsaspekt als auch auf die derzeit gängigen optischen Anforderungen nochmal zurück, aber in diesem Kapitel möchte ich über Diäten reden. Moment: Eigentlich möchte ich nicht darüber reden, weil mir das Thema unfassbar auf den Zeiger geht. Aber viele dünne Menschen möchten so gerne mit uns darüber reden, immer schön eine beliebige «Abnehmen ist gesund»-Broschüre im Anschlag wie den «Wachturm». Tun wir ihnen mal kurz den Gefallen.

Was uns Dicken gerne unterstellt wird: «Ihr versucht ja gar nicht richtig abzunehmen.» Ich persönlich kann von mir behaupten: Ich habe das 25 Jahre lang versucht. Und ich kenne auch keinen dicken Menschen, dem das nicht ähnlich geht. Man kann heutzutage gar nicht in Ruhe dick sein, ohne dass dich irgendjemand fragt: «Meinst du nicht, du müsstest mal was gegen dein Übergewicht tun?» Das ist meistens sogar gut gemeint, und die Worte «Diabetes» und «quietschende Knie» hängen im Raum, aber stell dir vor, du wärst Raucher, und ich würde dich ungefragt und ungebeten dauernd anquatschen: «Meinst du nicht, du müsstest mal was gegen deinen drohenden Lungenkrebs tun?» Oder du wärst schwanger: «Meinst du wirklich, du musst gebären? Weißt du, was das die Krankenkasse kostet?» Oder du hast gefärbte Haare: «Meinst du nicht, dass du eher meinen als deinen optischen Ansprüchen genügen solltest? Deine Haarfarbe find ich echt eklig.» Wenn ich dich so was fragen würde, dürftest du mir total gerechtfertigt eine langen, weil es mich einen Dreck angeht, was du mit dir und deinem Körper anstellst. Wenn du dick bist, darf dich aber jeder ungefragt vollnölen, weil sich so ziemlich alle dünnen Menschen darüber einig sind, dass wir Dicke «was tun müssen».

Also tun wir das (wir sind ja nicht so). Wir kaufen Diätbücher, gehen zu Abnehmgruppen, ändern unsere Ernährung und machen Sport. Einmal. Zweimal. 20-mal. Oder eben 25 Jahre lang. Mal mit mehr, mal mit weniger Enthusiasmus, und in 95 Prozent[69] ohne jeden bleibenden Erfolg. Aber wir sind trotzdem weiterhin davon überzeugt, dass wir «was tun müssen», weil wir nicht okay sind, wie wir sind. Und wenn auch die zwanzigste Diät nicht funktioniert hat – auch wenn man sie «Ernährungsumstellung» tauft oder «Arsch hoch 2011» –, dann war nicht die Diät schuld oder die komplett hirnrissige Idee, mich selbst auszuhungern, sondern ich. Ich und mein dicker undisziplinierter Hintern, der nicht aufs Laufband wollte und mein undisziplinierter Magen, der verdammt nochmal Hunger hatte. Und idiotischerweise war ich jahrelang trotzdem davon überzeugt, dass es beim einundzwanzigsten Mal klappen wird. Denn diesmal mache ich alles richtig, und dann bin ich dünn, und die ganze Welt hält endlich die Klappe.

Das Blöde ist nur: Es wird auch beim einundzwanzigsten Mal mit hoher Wahrscheinlichkeit nicht klappen. Die Statistik, die ich gerade schon zitiert habe, sagt schließlich genau das: Neun von zehn Menschen, die abnehmen, können das geringere Gewicht nicht halten. Ganz gleich, wie diszipliniert man während der Abnehmphase isst – sobald man wieder mehr Kalorien zu sich nimmt, als der Diätplan vorsieht (also normal isst), holt sich der Körper die verlorenen Kilos wieder zurück. Denn: Der Körper freut sich darüber, dass die unnatürliche Hungerphase vorbei ist, und bunkert für die nächste. Und weil wir dauerdiätlebenden Menschen eben nicht nur ein- oder zweimal «etwas tun» – nämlich hungern –, sondern 20-mal, nehmen wir 20-mal ab und zu und packen gerne noch ein paar Kilos obendrauf – der Jojo-Effekt.

Gibt es denn wenigstens ein paar Erfolgsmeldungen von den wenigen Menschlein, die es knallhart schaffen, sich selbst zu disziplinieren und immer weniger zu essen, als sie (und vor allem ihr Körper) gerade möchten? Na ja. Kommt darauf an, was du unter Erfolg verstehst. Eine Studie[70] der Universität von Kalifornien hat 31 Langzeitstudien über Diäten ausgewertet und ihr Ergebnis netterweise «Diets are not the answer» betitelt. Sie kam zu folgendem Ergebnis: Nach vier Jahren haben die Menschen, die durchschnittlich bis zu 14 Kilo abgenommen hatten, alles bis auf drei Kilo wieder zugenommen. Über 40 Prozent der Teilnehmer und Teilnehmerinnen wogen mehr als beim Start ihrer Diät, und von diesen 40 Prozent hatte ungefähr die Hälfte fünf Kilo und mehr auf ihr Anfangsgewicht draufgepackt.

Man könnte nun böswillig sagen: Selbst wenn unser kleines Moppelchen immer wieder zunimmt, so ist er oder sie doch wenigstens zwischendurch dünn. Das muss doch gesund sein …? Ist es aber nicht. Konstantes Ab- und Zunehmen nervt den Körper weitaus mehr als ein zu hohes Gewicht[71] – nach welchem gerade gültigen Standard auch immer; wir bleiben mal beim BMI, auf dessen Unsinn ich gleich noch zu sprechen komme. Diese Studie der UCLA stellte bei den Jojo-Diätern und -Diäterinnen eine Zunahme bei genau den Krankheiten fest, die lustigerweise mit hohem Gewicht in Verbindung gebracht werden. Also die, vor denen dich dein Arzt oder deine Ärztin immer warnt: «Wenn Sie nicht abnehmen, werden Sie voraussichtlich an folgenden Widerlichkeiten leiden oder dahinscheiden: Herz- und Gefäßerkrankungen, Diabetes, erhöhte Cholesterinwerte, erhöhter Blutdruck, und wenn's ganz schlimm kommt, ein geschwächtes Immunsystem, ein Schlaganfall oder Herzinfarkt.» Worauf du jetzt locker antworten kannst: «Nein, wenn ich dauernd ab- und wieder zunehme, was mit höchster Wahrscheinlichkeit passieren wird, wenn ich einmal damit anfange, *dann* werde ich mich mit dem ganzen schlimmen Zeug da oben befassen müssen. Wenn ich aber genussvoll esse, mich nicht selber dauernd eklig finde und mich dazu ein bisschen bewege, geht's mir gut. Kann ich jetzt den gelben Zettel für meine Erkältung kriegen, wegen der ich eigentlich hier bin?»

Aber wenn Ab- und Zu- und wieder Ab- und wieder Zunehmen nicht gesund ist, dann doch wenigstens Abnehmen, oder? Nö. Es gibt keine einzige Studie, ich sage das gerne nochmal: keine einzige Statistik, nicht einen einzigen Beleg dafür, dass Abnehmen dein Leben verlängert (und darum geht's ja schließlich). Nicht eine.[72] Je mehr ich mich mit diesem Thema beschäftige, desto weniger weiß ich, warum überhaupt irgendwer mal auf die Idee gekommen ist, dass wir abnehmen müssten. Ich ahne, dass das etwas mit Profiten zu tun haben könnte.

Aber spielen wir das alberne Spiel mal mit und sagen: Wir haben abgenommen und kämpfen gerade gegen das Jojo. Das sollte sich doch mit der guten alten Willenskraft besiegen lassen, wenn man der derzeit vorherrschenden Meinung glauben möchte, oder? Wie wenig Essen, Appetit, Hunger und das Halten eines verringerten Gewichts mit Willenskraft zu tun haben, möchte ich kurz erklären. Nachdem ich mit der Legende aufgeräumt habe, dass alle dicken Menschen willensschwach sind. Ich meine, dass Menschen, die sich ein ums andere Mal an einer Aufgabe versuchen, obwohl sie immer wieder und wieder scheitern, extrem willensstark sind. Oder ziemlich bescheuert. Ich für meinen Teil glaube, in mir steckt beides, aber das «Bescheuert» habe ich durch das Foodcoaching und die neuentdeckte Körperakzeptanz hinter mir gelassen.

Unser Körper verfügt über einen sogenannten «Set Point» – also quasi über eine Gewichtsspanne von ungefähr fünf bis zehn Kilo[73], in der sich unser Körper am wohlsten fühlt. Es ist der Punkt, an dem er sich und uns, die wir in diesem Körper wohnen, am besten versorgen kann: mit Energie, guter Laune und Kraft. Und ganz gleich, was wir anstellen, um dünner oder dicker zu werden – der Körper versucht immer, wieder an diesen Set Point zurückzukehren.[74] Denn wie gesagt: An diesem Punkt laufen alle Systeme optimal. Wir müssen nicht eine Körperfunktion herunterfahren, um andere aufrechtzuerhalten, weil nicht genügend Energie vorhanden ist. Der Körper muss uns nicht sagen: He, reicht jetzt mit der Nahrungszufuhr, mein Tank ist voll. Am Set Point ist der Körper zufrieden und der Mensch gleich mit dazu. Praktisch.

Je öfter wir Diäten machen, hungern oder uns überfressen, desto weniger spüren wir von selbst, wo dieser Set Point liegt.

Denn das ist ja der Witz am Diäthalten: den Körper überlisten. Ihm ein paar Kilo abtrotzen. Den Set Point bewusst ignorieren. Unser ständiges Hungern bringt uns dazu, keinen Hunger mehr zu spüren – oder ihn konstant wahrzunehmen und als «Begleiterscheinung» unserer tollen Ernährungsumstellung hinzunehmen. Ich kann mich an dieses Diät-High erinnern – dieses Gefühl, endlich Kontrolle über den verhassten Körper zu haben, ihn endlich im Griff zu haben, sich nicht mehr von so etwas Albernem wie Appetit oder gar Hunger gängeln zu lassen. Ich kann verstehen, dass dieses Gefühl süchtig machen kann und man sich so locker in die Anorexie reindiätet. Magersucht ist eine gefährliche psychische Krankheit und gilt als diejenige mit den meisten Todesfällen[75], weswegen ich gerne jedem Model und jeder Abnahmeorganisation, die Blödsinn von sich geben à la «Nichts schmeckt so gut wie dünn zu sein» persönlich vors Schienbein treten möchte.

Bis zur Magersucht ist es bei mir glücklicherweise nie gekommen, denn mein Körper war immer stärker als mein Wunsch, eine kleinere Kleidergröße zu tragen. Aber ich habe ihn jahrelang, viel zu lange und viel zu ausgiebig geärgert, und es hat auch nach dem Foodcoaching noch eine längere Zeit gedauert, bis ich wieder gespürt habe: Brauche ich jetzt etwas zu essen oder nicht?

Je öfter wir «unnatürlich» essen, desto weniger verstehen wir die Signale unseres Körpers, wenn er uns sagt: «Ich bin jetzt satt.» Oder: «Ich brauche jetzt etwas Salziges.» Denn genau das kann uns der Körper signalisieren.[76] Rund um den Verdauungstrakt haben wir ein komplexes Nervensystem, das sogenannte Darmhirn, das ungefähr genauso viele Nervenzellen besitzt wie das Rückenmark.[77] Das Darmhirn meldet unserem anderen Gehirn, dem angeblich so undisziplinierten Klumpen im Kopf, was Herr oder Frau Körper jetzt gerade gerne serviert bekommen möchten. Und interessanterweise sagt er das schon sehr früh.

Udo Pollmer schreibt in «Esst endlich normal!»: «Besonders eindrucksvoll ist die Fähigkeit von kleinen Kindern, ganz allein die richtige Nahrungswahl zu treffen. Das haben jedenfalls Experimente gezeigt, die schon in den zwanziger und dreißiger Jahren des letzten Jahrhunderts gemacht wurden. In diesen Versuchen konnten gerade abgestillte Kinder ihre Nahrung über viele Monate frei wählen – allerdings wurden alle sozialen Einflüsse auf ihr Essverhalten von ihnen ferngehalten: Weder sahen sie andere Kinder beim Essen, noch durften ihnen die Betreuer irgendetwas aufdrängen. Und siehe da: Die Kleinen entwickelten sich prächtig. Die einzelnen Kinder ernährten sich recht unterschiedlich, aber jeweils goldrichtig. Die Nahrungsauswahl erfolgte offenbar spezifisch für den jeweiligen Stoffwechsel, denn die Vorlieben der Kleinen orientierten sich an den physiologischen Eigenheiten ihres Körpers: So aß zum Beispiel ein Kind mit wenig Magensäure vorzugsweise saure Produkte, die von dem Kind mit dem sauersten Magensaft gemieden wurden. Ein rachitiskranker Junge fand Lebertran in der Auswahl auf seinem Tablett. Von diesem aß er ab und zu, aber nur so lange, bis seine Rachitis ausgeheilt war. Wie sich zeigte, war diese von den Kindern ohne Kalorimeter und Fettaugenzähler frei und ‹aus dem Bauch heraus› gewählte Zusammensetzung besser und kindgerechter als offizielle Empfehlungen. Denn nach Angaben der Versuchsleiterin gediehen die Kinder, die frei wählen durften, sogar besser als jene, die in der gleichen Einrichtung das aus Sicht der Experten optimale Essen vorgesetzt bekamen.»[78]

Wenn unser Körper schon so früh weiß, was gut für ihn ist, sollten wir vielleicht besser auf ihn hören. Aber genau das verlernen wir, indem wir Hungergefühle unterdrücken und uns etwas Süßes verkneifen, obwohl unser Bauch gerade sehr laut jammert, dass er gerne etwas Zucker hätte und nicht schon wieder die olle Diätbrause. Wir überlassen unserem starken Willen das Kommando. Oder nicht?

Schön wär's. Dann hätten vielleicht auch Diätpläne oder Pulverdrinks eine Chance, unseren Körper auszutricksen. Haben sie aber nicht, denn ihr Gegner ist Mister Hypothalamus, der Herrscher über das vegetative Nervensystem.[79] Der Hypothalamus sorgt unter anderem für die richtige Körpertemperatur. Zusätzlich signalisiert er dir, wann es Zeit wird, ins Bett zu gehen.[80] Und: Er passt auf deinen Set Point auf. Wenn du gerade rumdiätest, signalisiert der Hypothalamus dem Rest des Körpers: «Achtung, Hungersnot!» Der erste Schritt: Er wedelt mit 70 Zaunpfählen, um dich zum Essen zu kriegen. Dein Hungergefühl setzt ein, denn Hypo ist genauso egoistisch wie du: Dem geht's gut da oben in deinem Kopf, und das gemütliche Nest lässt er sich nicht von der «Vogue» kaputt machen. Also brüllt er dich an, immer lauter und lauter: «JETZT ISS ENDLICH WAS! WIR BRAUCHEN HIER ALLE ENERGIE!» Und weil er auch weiß, was dir guttut, wirst du wahrscheinlich genau auf das Appetit haben, was du dir gerade mühsam verkneifst: zucker- und fetthaltige Nahrung, denn die bringt den Körper wieder richtig auf Touren. Gleichzeitig vermittelt Hypo deinem Körper: «Hör auf, dich so viel zu bewegen, das verbraucht doch nur unnötig Kraftstoff! Denkt denn hier keiner mit außer mir?» Du fühlst dich schlapp, dir ist kalt, und selbst die besten Vorsätze, jetzt endlich mal wieder Sport zu machen, werden irgendwann ignoriert, weil dein Körper stärker – und schlauer – ist als irgendeine blöde Diät.

Das egozentrische Verhalten vom ollen Hypothalamus hat auch einen schicken Namen: «the selfish brain». Hirn- und Stressforscher Achim Peters hat mehr als 10 000 Studien aus den verschiedensten Fachrichtungen geprüft und erklärt, warum so ziemlich jede Diät zum Scheitern verurteilt ist: «Obwohl das Hirn nur zwei Prozent unseres Körpergewichts stellt, beansprucht es die Hälfte unseres täglichen Glukosebedarfs. In belastenden Stresssituationen fordert es sogar 90 Prozent.»[81]

Diese Stresssituationen sind genau das Problem unserer modernen Gesellschaft. Früher war Stress vornehmlich beim Mammutjagen vorhanden – und da war er sehr sinnvoll, denn das innere Stresssystem mit seinen Hormonen Adrenalin und Kortisol, das wir nicht bewusst beeinflussen können, sorgt für schnelle Reaktionen und blitzschnelle Entscheidungen: Speer werfen oder Fersengeld geben?

Heute versetzen wir uns gerne selbst in Stresssituationen: Spannende Kinofilme, Achterbahnfahrten oder auch nur ein anstrengender Job oder eben eine Diät belasten uns mehr, als wir ahnen. Wo unsere Vorfahren gegen riesige Säugetiere angetreten sind, verharren wir im Kinosessel oder auf dem Bürostuhl, während die «Stresspeitsche» im Körper lustig wütet. Das Hirn fühlt sich unterversorgt, die körpereigenen Zuckerreserven liefern zu wenig Energie. Also zwingt das Hirn den Körper zu verstärkter Nahrungsaufnahme und erhöht den Blutzuckerspiegel weiter – und das Körpergewicht steigt. Peters sagt: «Wer stark belastet ist, wird entweder depressiv oder dick.»[82]

Das Stresssystem versucht weiter, «sich aus körpereigenen Reserven Zucker zu beschaffen. Hält der Diätfan tapfer dagegen, steigen seine Kortisolwerte weiter an. Er wird unruhig, reizbar, schläft schlecht, das Liebesleben leidet, miese Stimmung kommt auf. Sein Hirn jedoch, gierig auf Glukose, lässt nicht locker. Hilft die Peitsche nicht mehr, aktiviert es Plan B. Dessen Folgen sind Hungerattacken. Umfassende epidemiologische Untersuchungen belegen, dass es äußerst schwierig ist, diesen Teufelskreis zu durchbrechen. Fast alle Diätversuche scheitern.

Hinzu kommt: Das Hirn lässt sich nicht mit falscher Süße täuschen (…) und wohl genauso wenig durch chirurgische Magenverkleinerung. Erste Studien lieferten alarmierende Hinweise auf gehäufte Suizide und Unfälle bei Operierten, warnt Peters. Es werde immer deutlicher, dass eine Kalorienreduzierung einen ‹immens belastenden Einfluss auch auf die psychische Verfassung› haben könne.»[83]

Natürlich kannst du deinen Körper für eine gewisse Zeit ignorieren; das habe ich auch mehrmals prima geschafft, und die kleiner werdende Zahl auf der Waage ist eine sehr gute Motivation. Aber langfristig ist es für die allermeisten von uns schlicht und einfach nicht möglich, dem kleinen Diktator im Kopf zu widerstehen. Sein einziger Job ist es, deinen Körper am Laufen zu halten. Und wenn du das gerade selber nicht hinbekommst, weil du unbedingt in eine Jeans passen willst, die du mal mit 20 getragen hast, dann übernimmt der Hypothalamus eben diesen Job. Irgendjemand muss sich ja um dich kümmern.

Nebenbei: Diese Trennung von Körper und Willen ist mir erst vor kurzem aufgefallen. Wie blöd sind wir eigentlich, daran zu glauben, dass wir uns selbst übers Ohr hauen können? Wir bestehen nicht aus zwei Dingen, die getrennt voneinander ablaufen: In der roten Ecke steht nicht der schwache, fette Körper und in der blauen nicht der schlanke, willige Geist. Überraschung: Du bist eins. Du bestehst aus beidem. Also sorg dafür, dass du dich gut mit dir verträgst. Das ist für alle Beteiligten eindeutig besser als der ewige innere Kampf.

Aber gehen wir trotzdem mal davon aus, dass du diesen Kampf begonnen und dich mit einer verringerten Kalorienzufuhr auf ein etwas dünneres Format gearbeitet hast. Jetzt kommt der eigentlich harte Teil, den die Schlankheitsapostel gerne ignorieren. Um dauerhaft dünner zu bleiben, als man es einmal war, muss man nämlich konstant seine Nahrung rationieren – oder um's mal so unverblümt zu sagen, wie es ist: für den Rest des Lebens immer weniger essen, als man selbst und Mister Hypothalamus eigentlich möchten. Wenn das für dich okay ist, dann mach das. Wenn das der Preis ist, den du zu zahlen bereit bist, um in eine bestimmte Kleidergröße zu passen, dann mach das. Wenn das für dich allerdings nicht okay ist, weil du das einzige Leben, das du (höchstwahrscheinlich) hast, verdammt nochmal genießen und nicht mit Hungern und Kalorienzählen verschwenden willst, dann sag das allen wohlmeinenden Menschen, die glauben, du solltest so was Bescheuertes tun, weil es ja angeblich so gesund sei.

Mich erschreckt bei vielen Diäten die Kalorienzahl, die als normal angesehen wird, um dabei abzunehmen (und die du ungefähr beibehalten musst, um nicht wieder zuzunehmen). Eine Zahl, die gerne als Faustregel genutzt wird, sind die berüchtigten 1200 bis 1400 Kalorien am Tag, die man als diätlebende Frau zu sich nehmen darf. («Darf», dass ich nicht lache.) Slim Fast Deutschland schreibt auf seiner Webseite launig: «Mit dem Slim-Fast-Programm nehmen Sie täglich rund 1200 Kalorien zu sich und nähern sich somit kontinuierlich Ihrem Wunschgewicht.»[84] Wie lächerlich gering diese Zahl ist, die als ausreichend propagiert wird, zeigen Vergleiche aus einer ganz anderen Zeit. Als die Nationalsozialisten 1940 die Niederlande besetzten, gestanden sie der Bevölkerung bis 1600 Kalorien am Tag zu.[85] Im Nachkriegsdeutschland 1945 ernährten sich die Deutschen von durchschnittlich 1200 Kalorien am Tag.[86] Und im sogenannten Hungerwinter 1946/47 standen der Bevölkerung täglich pro Nase durchschnittlich zwischen 1200 und 1500 Kalorien zur Verfügung.[87] Frag deine Eltern oder Großeltern mal, ob sie sich bei dieser Kalorienzahl leicht, gesund und beschwingt gefühlt haben oder eher so, dass sie das letzte Tafelsilber für ein paar Kartoffeln hergeben wollten.

Die «wohlmeinenden Menschen», die sich angeblich um dich sorgen und deshalb möchten, dass du abnimmst, haben übrigens des Öfteren gar nicht dein, sondern ihr Wohl im Kopf, wenn sie dir sagen, du müsstest ein bisschen anders aussehen, als du es gerade tust. Jeder Diätanbieter, auch wenn seine Broschüren noch so pastellig und menschelnd sind, will dein Geld. Es ist ihm völlig egal, ob du wirklich dünner und damit vielleicht glücklicher wirst; Hauptsache, du zahlst weiterhin deinen Mitgliedsbeitrag. Diese Beiträge läppern sich zu einem schönen Sümmchen zusammen: «Auf rund 40 Milliarden US-Dollar wird das Umsatzvolumen der US-amerikanischen Diätindustrie geschätzt. In Deutschland werden allein für Diätlebensmittel mindestens 1,8 Milliarden Euro jährlich ausgegeben. Ratgeber, Gebühren für Abnehmkurse und selbstfinanzierte Kuraufenthalte noch gar nicht mitgezählt.»[88]

Und das Tolle an diesen Firmen: Da Diäten so gut wie nie funktionieren, aber niemand daran glaubt, dass es an der Diät liegt, kommen die Menschen immer wieder. Ich selbst habe auch dreimal bei den Weight Watchers mitgemacht, nur um dreimal festzustellen: Ich bin immer noch dick. Wer hätte es gedacht. Ist es nicht ein Irrsinn, dass wir immer noch an ein «Produkt» glauben, das in 95 Prozent aller Fälle fehlerhaft ist, die Schuld dabei aber nicht beim Produkt suchen, sondern bei uns, den Konsumenten dieses Produkts? Stell dir vor, du kaufst einen Fluxkompensator, der nicht funktioniert. Du glaubst, du hättest ein Montagsgerät erwischt, und kaufst einen zweiten, der aber auch nicht funktioniert. Vielleicht hast du beim Anschließen einen Fehler gemacht – du kaufst einen dritten, der, Überraschung, auch nicht funktioniert. Und anstatt dir jetzt zu sagen, weißt du was, Zeitreisen sind eh doof, kaufst du 25 weitere Fluxkompensatoren, bis du endlich einsiehst, dass die Dinger alle nichts taugen. Würdest du das tun? Natürlich nicht. Wieso glaubst du, es sei bei Diäten anders, die du vielleicht auch schon zwei-, drei- oder 25-mal begonnen hast, ohne im Endeffekt großartig dünner zu sein?

Eigentlich sollte ein simpler Fakt jeden Menschen, der glaubt, dass Abnehmen so einfach ist, überzeugen: Wenn es wirklich so einfach wäre, würde es keine Dicken mehr geben. Denn unsere Gesellschaft macht es uns nicht gerade leicht, unbekümmert dick zu sein. Über Dicke kann man prima Witze machen und seine beknackten Vorurteile laut rausposaunen – es wird sich kaum jemand finden, der dem Spaßvogel sagt, er oder sie solle doch bitte mal die bigotte Klappe halten. Es gibt meiner Meinung nach keinen einzigen Artikel online, der sich mit dem Thema Übergewicht beschäftigt, ohne ätzende Kommentare abzubekommen. Jeder, der Witze über Schwarze, Schwule oder Behinderte macht, bekommt (hoffentlich) dafür was zu hören, aber über dicke Menschen darf man weiter spotten. Wir sind ja schließlich selbst schuld daran, dass wir so viel wiegen.

Herzchen: Ja, sind wir. Natürlich haben wir uns die Kilos selbst angefuttert. Das heißt aber nicht, dass wir eklige Idioten sind. Soweit ich weiß, ist Essen kein Verbrechen. Genauso wenig wie beispielsweise Bierdeckelsammeln oder Freeclimbing. Schimpfe ich deswegen in Internetforen rum, dass die ganzen doofen Bergsteiger und Bergsteigerinnen doch bitte mal das Matterhorn in Ruhe lassen sollen? Nein. Das ist mir nämlich egal. Wieso ist es dir dann nicht egal, was und wie viel ich esse?

Nochmal zurück zu den Profiteuren. Neben den Firmen, die dich mit Plänen versorgen oder zu Treffen zitieren, gibt es natürlich noch die vielen, vielen Anbieter von Fertigprodukten. Ich denke da zum Beispiel an die lustigen Diätdrinks, die nach muffigem Vanillepudding oder nach abgestandenem Erdbeer-Shake schmecken und die eine Mahlzeit ersetzen sollen. Das habe ich natürlich auch ausprobiert. Man glaubt ja wirklich irgendwann jeden Quatsch, wenn einem ständig suggeriert wird, dass man sich nur ein bisschen zusammenreißen müsste und diese neue tolle Wunderdroge jetzt aber echt mal funktioniert. Abgesehen davon, dass man kein normales Essverhalten lernt, indem man eine Mahlzeit mit Astronautenkost austauscht, schmeckt das Zeug auch noch nach Weltraumstaub. Dann gibt es die unzähligen fettreduzierten Produkte, die bei genauerem Hinsehen nicht unbedingt großartig kalorienärmer sind als ihre Geschwister. So haben die Tropenfrüchte von Katjes, auf deren Packung «ohne Fett» zu lesen steht, laut der Webseite[89] 329 Kalorien auf 100 Gramm. Die «Yoghurt-Gums» kommen zwar ohne den Störer «ohne Fett» aus, haben aber trotzdem nur neun Kalorien weniger.

Von Weingummi mal abgesehen, schmeckt das fettreduzierte oder zuckerfreie Zeug meist eher zum Abgewöhnen. Ich habe jahrelang nur Milch mit 1,5 Prozent Fett in mein Müsli gekippt, weil die pro 200-ml-Glas immerhin 32 Kalorien weniger als Vollmilch hat. Aber als ich nach Jahren mal wieder Vollmilch konsumierte (der Kerl hatte beim Einkaufen danebengegriffen), merkte ich, wie belanglos die 1,5-Prozent-Plörre schmeckt. Wieso trinke ich dieses Zeug, wenn es etwas gibt, das viel besser schmeckt? Und wie egal sind bitte 32 Kalorien? Weg damit und nie wieder gekauft. Auch wenn ich seither aus alter Gewohnheit selbst ab und zu danebengreife. Oder griechischer Joghurt: Ich musste wirklich erst 42 Jahre alt werden, um mir selbst zum ersten Mal griechischen Joghurt zu gönnen. Den habe ich nie gekauft, weil ich wusste, dass er UNFASSBAR viel mehr Fett und Kalorien hat als sein schlanker Verwandter, den es ja sogar in der 0,1-Prozent-Variante gibt (die natürlich auch so schmeckt). Als ich ihn dann aber das erste Mal probierte – mit ein wenig Honig und ein paar liebevoll von Mama eingekochten Mirabellen –, trauerte ich sofort den 42 verschenkten Lebensjahren hinterher, in denen ich mir diese Köstlichkeit versagt habe. Wie wundervoll cremig und schmackig und frisch ist dieses Zeug bitte? Ja, er hat im Vergleich zum 3,5-prozentigen Joghurt ungefähr doppelt so viele Kalorien. Aber dafür macht er doppelt so glücklich. Und jetzt höre ich auf, Kalorien zu googeln. Das erinnert mich nur an unselige Diätzeiten.

Auch die bunten Frauenzeitschriften profitieren davon, wenn du dich scheiße fühlst: Deswegen steht in so ziemlich jeder Ausgabe eine neue Diät. Wahrscheinlich, weil alle vorherigen nicht funktioniert haben. Zusätzlich «motivieren» dich neue Moden, dauernd deinen Kleiderschrank auszumisten und neu zu bestücken. Das heißt, du zahlst nicht nur für ein Heft, in dem meistens Frauen zu sehen sind, die eine Ecke dünner sind als du und die Klamotten tragen, in die du wahrscheinlich nicht reinpasst, die du dir aber trotzdem kaufst, weil du dich da ja gerade reindiätest. Du zahlst außerdem für Light-Produkte, Abnehmprogramme und, wenn du richtig diszipliniert bist, für eine Garderobe eine Nummer kleiner – nur um höchstwahrscheinlich in ein paar Monaten wieder Kleidung eine Nummer größer zu kaufen. Und ein paar neue Zeitschriften. Und die nächste Generation an Light-Produkten.

Es gibt noch eine weitere Branche, die es toll findet, wenn wir immer dicker werden: Versicherungen, die ihre Beiträge danach staffeln, wie viel man wiegt, denn angeblich kann man daran ablesen, wie lange die versicherte Person leben wird und damit der Versicherung auf der Tasche liegt. Diesen netten Menschen verdanken wir die Wiederentdeckung einer alten Idee: der BMI.

BMI heißt «Body-Mass-Index» und berechnet sich, indem man das Körpergewicht durch die Körpergröße zum Quadrat teilt. Ich ahne, dass du das schon weißt und wahrscheinlich auch deinen BMI auswendig hersagen kannst. Der BMI ist leider nicht die überflüssige Spielerei, die er mal war, sondern inzwischen zur Knute geworden, unter der sich alle Menschen befinden, die jemals den Fehler begangen haben, sich um ihr Gewicht zu sorgen. Heutzutage (das kann sich jederzeit ändern, und es hat sich auch schon geändert) gilt ein BMI von 18,5 bis 24,9 als «normalgewichtig». Alles darunter ist «untergewichtig», von 25 bis 30 gilt man als «übergewichtig», ab 30 als «leicht adipös», ab 35 als «so irgendwie adipös» und ab 40 als «total und jetzt aber richtig adipös». Oder dick. Oder fett. Oder nach landläufiger Meinung quasi dem Tode geweiht. Ich bin locker in den 30ern und gucke immer genau hin, wenn Ärzte oder Ärztinnen das Wort «adipös» auf ihre Unterlagen schreiben. Ein Arzt hatte da mal einen schönen Rechtschreibfehler eingebaut, worauf ich mich sofort viel schlanker gefühlt habe.

Mir ist nicht klar, warum wir heute einen Maßstab nutzen, der aus dem Jahr 1871 stammt und damit aus einer Zeit, in der man noch glaubte, Menschen katalogisieren oder sogar Zusammenhänge zwischen Äußerlichkeiten und Charaktereigenschaften erkennen zu können. Eine der vielen seltsamen Ideen war, dass ein größerer Kopf automatisch ein größeres Gehirn und damit mehr Intelligenz bedeute.[90] Eine weitere Überlegung, die seltsamerweise nicht funktioniert hat, war, kriminelle Wiederholungstäter oder -täterinnen an körperlichen

Merkmalen wie der Länge ihres rechten Ohrs oder linken Fußes identifizieren zu können.[91] Der Astronom und Statistiker Adolphe Quételet entwickelte in diesem Klima seine «Körpermassenzahl», die wir heute Body-Mass-Index nennen.[92] Er wollte damit herausfinden, wie groß und wie schwer der durchschnittliche Mensch ist, und konnte leider nicht ahnen, dass wir diesen Quatsch 100 Jahre später wieder aus der Mottenkiste holen – diesmal leider nicht, um irgendeinen Durchschnitt zu errechnen, sondern um Menschen jeden Alters, mit jeder körperlichen Konstitution und Veranlagung und mit allen verfügbaren Hautfarben in «gute, verantwortungs- und gesundheitsbewusste Menschen» und in «undisziplinierte Vielfraße» einzuteilen.

Die US-amerikanische Versicherung Metropolitan Life Insurance Company benutzte 1959 ein Dokument, das dem BMI schon sehr ähnlich war, um die Prämien für ihre Versicherten zu errechnen. Dazu nutzten sie Daten von früheren Vertragsabschlüssen und verglichen sie mit dem Sterbedatum der Versicherten. Diejenigen, die am längsten lebten, galten fortan als Maßstab für Gesundheit. Dass auch jemand, der mit 90 stirbt, 30 Jahre lang irgendwelche Krankheiten haben kann, oder jemand, der mit 45 stirbt, jeden Tag joggen war und trotzdem frühzeitig tot umfällt, interessiert eine Statistik natürlich nicht.

Dummerweise wurden die eben angesprochenen Daten aus den Jahren 1935 bis 54 nicht unbedingt wissenschaftlich korrekt erhoben: Die Menschen wogen sich bekleidet (und jeder, der schon mal auf einer Waage stand, weiß, dass es einen Unterschied macht, die sommerliche Leinenhose oder das Winteroutfit mit Jeans und Wollpullover zu tragen) und trugen Schuhe, die sie beim Messen auch gerne anbehalten durften (ich gehe davon aus, dass in dieser Zeit viele Frauen auf recht hohen Absätzen unterwegs waren). 20 Prozent wurden weder gemessen noch gewogen, sondern wurden nur gefragt, wie groß und wie schwer sie wohl seien.[93] Und selbst wenn diese 20 Prozent alle die Wahrheit gesagt haben, misst die Waage im Badezimmer von Frau Meier mit hoher Wahrscheinlichkeit etwas anders als die Waage von Herrn Müller nebenan. Aufgrund dieser wirren Daten gab die Versicherung ein sogenanntes «desirable weight» an – und genau das war die Basis für eine Konferenz über Adipositas des amerikanischen National Institutes of Health (NIH), das 1973 zum ersten Mal diese Daten zusammen mit dem ollen BMI aus dem Hut zauberte. Die «Dietary Guidelines for Americans» von 1980 waren zwar etwas angepasst – das heißt, man rechnete irgendwie die dicken Wollpullis und Pfennigabsätze aus den Daten raus –, aber die Grundaussage blieb die Gleiche: Menschen, die einen BMI zwischen 20 und 25 hatten, lebten laut dieser teilweise über 40 Jahre alten Daten am längsten. Seitdem gilt dieser Richtwert als Maßstab, an dem wir alle uns messen sollen. Na ja, fast: Bis 1985 meinten die USA, Frauen dürften sich bis zu einem BMI von 27,3, Männer mit einem BMI bis zu 27,8 als normalgewichtig fühlen.[94] Die Weltgesundheitsorganisation WHO sah das aber anders und setzte 1997 willkürlich wieder die 25 als unterste Grenze für Übergewicht an. Mit der Folge, dass über Nacht 35 Millionen Amerikaner und Amerikanerinnen – fast zehn Prozent der Gesamtbevölkerung – als zu dick galten, ohne auch nur ein Gramm zugelegt zu haben.[95]

Seit es den BMI gibt, streiten sich Experten und Expertinnen darüber, wie sinnvoll das Ding ist. Dass er eine Menge Macken hat, ist schon länger klar. So sagt er zum Beispiel nichts über die Verteilung von Fett oder Muskelmasse im Körper aus, sodass regelmäßig die Beispiele von muskelbepackten Schauspielern oder Sportlerinnen zitiert werden, die eindeutig nicht fett sind, sondern athletisch – aber laut ihres BMI dringend auf die Abspeckfarm gehören. Zusätzlich nutzt der BMI wenig, wenn es um die Risikoeinschätzung von Herz-Kreislauf-Erkrankungen geht, an denen wir Dicke ja auch angeblich wie die Fliegen dahinscheiden. Die Wikipedia schreibt: «Einer Studie der Münchener Ludwig-Maximilians-Universität zufolge ist für die Bewertung von gesundheitlichen Risiken daher der Waist-to-Height-Ratio (WtHR) besser geeignet oder das Verhältnis zwischen Körpergröße und dem Bauchumfang, da hier genauere Rückschlüsse auf den schädlichen Bauchfettanteil gezogen werden können. *Fett an den Oberschenkeln und am Po kann für den Körper sogar eine schützende Wirkung haben.* (Hervorhebung von mir und eine Botschaft an die ganzen Fitnessstudios, die «Problemzonen»-Kurse anbieten.) Dies sind die Ergebnisse einer über acht Jahre laufenden Studie der LMU mit über 11 000 Probanden. Während der BMI faktisch keine Rückschlüsse auf das Herz-Kreislauf-Risiko zulasse und der WHR (Waist-Hip-Ratio) immerhin in begrenztem Umfang, lasse sich das Risiko mit dem WtHR am genauesten bestimmen.»[96]

Damit will ich nicht sagen, dass ich die Waist-to-Height- bzw. Waist-to-Hip-Ratio für intelligenter halte. Wer weiß, was uns morgen als die Bemessungsgrundlage der Saison vorgehalten wird, nach der jetzt aber echt und in Wirklichkeit mal alle wissen, ob wir normal sind oder Freaks.

Als ich vor mich hin pubertiert habe, galt der Broca-Index noch als Maßstab für Übergewicht. Die simple Formel: Körpergröße minus 100; das sind die Kilos, die du mit dir rumschleppen darfst. Was natürlich genauso doof ist, denn diese Zahl kann schon nach einem üppigen Weihnachtsessen bzw. zwei, drei Nachtschichten im Büro ohne vernünftige Mahlzeiten nicht mehr stimmen. Aber immerhin war die Zahl eine, mit der ich leben konnte. Ich bin 1,67 Meter groß und fand mich mit 67 Kilo … viel zu fett. Natürlich. Denn zum «Normalgewicht» hatte sich irgendwer noch das «Idealgewicht» ausgedacht, und das lag für Männer bei 10 Prozent unter normal und bei Frauen elegante 15. (Allein, dass ich «weniger als normal» wiegen sollte, hätte mich damals schon stutzig machen müssen.) 15 Prozent heißen bei meiner Körpergröße ein Gewicht von knapp 57 Kilo. Nach BMI-Maßstäben heißt das: 20,4, also im unteren Drittel des «normalen» Bereichs.

Ehe ich mich hier in Statistiken verrenne oder den Anschein erwecke, ich würde es ungesund finden, wenn Frauen, die 1,67 Meter groß sind, 57 Kilo wiegen – wenn sie so viel wiegen, während sie genussvoll essen und sich keinen Kopf darum machen, dass es gestern 56 Kilo waren und morgen vielleicht 58, ist das alles völlig in Ordnung. Ich will nicht, dass dünne Frauen die gleichen Probleme mit ihrem Körper oder ihrem Aussehen haben wie dicke. Auf den Druck, der von außen an uns und unsere Optik herangetragen wird, komme ich nochmal zurück, aber ehe das untergeht, sag ich's schon mal hier: Jeder Mensch sollte das wiegen dürfen, was er oder sie für sich ganz persönlich als richtig, schön und angenehm empfindet. Wenn sich jemand mit meiner Körpergröße mit 50 Kilo wohl fühlt, finde ich persönlich das zwar grenzwertig, aber das hat mich einfach nichts anzugehen. Genau wie es 50-Kilo-Menschen nichts angeht, wenn ich lieber 80 Kilo wiegen möchte. Oder 100. Oder 300.

Wir werden alle sterben!

Ja, werden wir, sorry, wenn ich dir das jetzt so ungeschönt sagen muss. Das heißt aber nicht, dass du an deinem dicken Hintern sterben musst. Es kann dir auch ein Klavier auf den Kopf fallen, und das hat gar nichts mit deinem BMI zu tun.

Die Mortalitätsrate ist in meiner Gewichtsklasse statistisch gesehen wirklich etwas höher, aber noch höher ist sie für die untergewichtigen Models, die für das Titelblatt auf der «Cosmopolitan» zu früh dahinscheiden. Die Menschen, deren BMI zwischen 25 und 35 liegt, müssen sich anscheinend weniger Sorgen machen, auch wenn sie als «übergewichtig» beziehungsweise «leicht adipös» gelten. Eine Studie des Public Health Institute in Berkeley von 2000 nutzte Daten einer Langzeitstudie, die seit 1965 Probanden und Probandinnen untersuchte. Ihr Ergebnis: Wenn man die BMI-Spannbreite von 20 bis 24,9 als «Normal»-Maßstab ansieht, haben «leicht adipöse» Frauen mit einem BMI zwischen 30 und 35 eine nur halb so hohe Sterblichkeitsrate wie die Normalos. Halb so hoch! Schnell, hau noch ein bisschen Mayo auf dein Sandwich!

Bei Männern liegt die niedrigste Sterblichkeitsrate im als «übergewichtig» geltenden BMI-Bereich von 25 bis 30. Und sowohl Männer als auch Frauen hatten im Bereich von 25 bis 30 immer noch eine geringere Sterblichkeit als diejenigen zwischen 20 und 24,9. Schnell, noch eine Scheibe Käse!

Die meisten Todesfälle waren bei den Frauen im BMI-Bereich bis 18,5 zu finden – also da, wo sich die ganzen Models hinhungern – und bei den Männern im Bereich über 35.[97] Nochmal: Selbst wenn dein Arzt oder deine Ärztin sich darüber aufregt, wie fett du als Frau mit deinem BMI von 30 bis 35 bist, kannst du dich beruhigt zurücklehnen und entspannt in dein Sandwich beißen. Oder deinem Gegenüber diese Statistik unter die Nase halten. Und dann ins Sandwich beißen.

Warum zaubert nun die neuere Studie andere Daten hervor als die 40 Jahre alte Studie der Metropolitan Life Insurance? Das lässt sich vielleicht mit der längeren Lebenserwartung erklären. Um die Jahrhundertwende lag laut dem Statistischen Bundesamt die durchschnittliche Lebenserwartung in Deutschland für Männer bei circa 46 Jahren, für Frauen bei circa 52 Jahren.[98] 2008 durften die Herren schon mit 77,2 Lebensjahren rechnen, Frauen mit 82,4. Gleichzeitig schätzt das Statistische Bundesamt, dass wir uns im Jahre 2060 auf ein noch längeres Leben freuen dürfen – vorausgesetzt, die medizinische Versorgung hält den derzeitigen Standard. Die Herren der Schöpfung erwarten dann 85, die Frauen 89,2 Lebensjahre.[99]

Moment – aber uns wird doch dauernd erzählt, dass die heutige Generation angeblich die erste sei, die früher dahinscheidet als ihre Eltern? Eben weil wir die ganze Zeit so viel essen? Gerade Jamie Oliver, den ich eigentlich sehr schätze, zieht mit diesem bescheuerten Satz von Konferenz zu Konferenz, schüttet schubkarrenweise Zucker auf die Bühne und verlangt ein Umdenken, was unsere Ernährung angeht. Gegen das Umdenken habe ich überhaupt nichts – vielleicht erinnerst du dich an die ersten 100 Seiten in diesem Buch –, aber ich habe sehr, sehr viel dagegen, dass der Weg zu besserem Essen über das verdammte Gesundheitsargument geführt wird.

Nicht nur Jamie, sondern auch so ziemlich jede reißerische Schlagzeile beruft sich auf einen Artikel von 2005 im «New England Journal of Medicine», in dem angeblich genau das so gesagt worden ist: Unsere Kinder sterben früher als wir, weil sie zu dick werden. Aber wir haben ja das schlaue Internet, und genau dort findest du diesen Artikel, wie auch so ziemlich alle anderen Statistiken, die ich in diesem Kapitel zitiere. Kann man also alles schön selbst überprüfen. Im besagten Artikel[100] steht eben *nicht*, dass unsere Kinder auf jeden Fall früher sterben und vor allem nicht zehn Jahre weniger leben als ihre Eltern, was Jamie auf der TED-Konferenz 2010 so plakativ ins Publikum pöbelte[101]. Da steht wortwörtlich: «*Unless effective population-level interventions to reduce obesity are developed, the steady rise in life expectancy observed in the modern era* may *soon come to an end and the youth of today* may, on average, *live less healthy and* possibly *even shorter lives than their parents.*»

(«Wenn nicht in allen Bevölkerungsschichten effektive Maßnahmen unternommen werden, um Übergewicht zu reduzieren, *könnte* die konstante Steigerung der Lebenserwartung, die wir im heutigen Zeitalter beobachten konnten, zu Ende gehen. Die jüngere Generation von heute *könnte durchschnittlich* ein weniger gesundes und *eventuell* kürzeres Leben führen als die Elterngeneration.»)

Die Hervorhebungen im Zitat und der Übersetzung sind von mir und sagen: vielleicht. Ganz vielleicht und eventuell könnten unsere Kinder nicht mehr die gleiche Lebenserwartung haben wie wir, weil sie zu dick werden *könnten*, was ja auch nicht in Stein gemeißelt ist. Im Artikel stehen aber noch ein paar andere Gründe, warum die seit einem Jahrhundert konstant steigende Lebenserwartung *vielleicht* einen Dämpfer bekommt: Infektionskrankheiten könnten zunehmen, die wir uns auch im Krankenhaus zuziehen können; wir werden immer immuner gegen Antibiotika, weil sie bereits in unseren Schnitzeln stecken, bevor wir sie gegen Zahnentzündungen reinwerfen; und Dinge wie Umweltgifte, mangelnde Bewegung, Rauchen, Stress oder schlechte Vorsorge wie zum Beispiel gegen Bluthochdruck, könnten ebenfalls dazu führen, dass wir früher sterben. Das und nichts anderes steht in diesem Artikel: könnte sein, könnte aber auch nicht sein, und Übergewicht ist nur ein Faktor von vielen, wenn überhaupt. Na toll. Und wegen dieses «Vielleicht, vielleicht aber auch nicht»-Artikels machen alle so eine Welle?

Klar. Derartige Paniküberschriften verkaufen Zeitungen. Eine Schlagzeile wie «Uns geht's richtig gut, Herz-Kreislauf-Erkrankungen sind seit Jahrzehnten rückläufig, obwohl wir unbestritten mehr wiegen als früher, und wir leben länger als je zuvor» lockt niemanden hinter dem Ofen hervor. Leider. Ich persönlich fände es viel netter, wenn wir nicht bei jeder Portion Pommes in Panik verfielen, sondern genießen, was wir haben.

Die hysterischen Schlagzeilen sind übrigens keine neue Sache. Bereits in den 80er Jahren des 19. Jahrhunderts – also kurz nach der Begründung der Ernährungswissenschaften, wir erinnern uns, Liebig! – entstanden die ersten Theorien, dass man Nahrungsmittel in ihre Komponenten zerlegen könne und sich dementsprechend ernähren solle.[102] Diätberater und -beraterinnen ersannen wildeste Krankheiten, die sich bei falscher Nahrungsmittelzusammensetzung einstellen sollten, und anstatt ihnen zu sagen, dass sie sich zum Teufel scheren sollten, beachteten Konsumenten und Konsumentinnen die neuen, angsteinflößenden Regeln. Die Zeitschrift «Fortune» schrieb schon 1936, dass diese Art zu essen – ich bleibe nur gesund, wenn ich das Richtige esse – eine sehr amerikanische Eigenschaft sei: «Vielleicht findest du in England, aber auf keinen Fall in Frankreich oder Spanien oder Deutschland oder Russland Menschen, die glauben möchten, dass sie durch eine bestimmte Ernährungsweise ein heiteres, gesundes Leben erlangen werden. Bei uns ist der Gourmet ein Spinner, der Ernährungsberater ein Prophet.»[103]

Das hat sich leider geändert. Was sich nicht geändert hat, ist die Ansicht, wir würden alle morgen umkippen, wenn wir nicht abnehmen. Die «New York Times» titelte: «Overweight: America's #1 Health Problem» (Übergewicht: Amerikas Gesundheitsproblem Nummer 1).[104] Allerdings stammt diese Schlagzeile nicht von vorgestern, sondern bereits aus den 50er Jahren des letzten Jahrhunderts. Paul Campos nennt die angebliche Adipositas-Epidemie «die am längsten anhaltende Epidemie der Medizingeschichte».[105] Die Zahlen sagen etwas anderes: In Amerika ging das durchschnittliche Gewicht zwischen 1991 und 2008 um gerade mal gut drei Kilo nach oben. Da viele der Menschen an der BMI-Grenze zwischen «normalgewichtig» und «übergewichtig» waren, erschienen auf einmal deutlich mehr «übergewichtige» Menschen in den Statistiken, obwohl sie eben keine 20 bis 200 Kilo zugenommen haben, auch wenn das der (gefühlte) Tenor der Horrorschlagzeilen ist, die ich mir in den letzten Jahren durchlesen durfte. (In Zahlen: 1991 galten 23 Prozent der amerikanischen Bevölkerung als übergewichtig, 2008 waren es 31. Und wir erinnern uns: 1997 wurden die BMI-Grenzen nach unten verschoben.)

Wer sorgt denn eigentlich dafür, dass gefühlt ständig hysterische Meldungen in den Medien auftauchen, nach denen wir quasi morgen alle verfettet umfallen und nicht wieder aufstehen? Du ahnst es sicher schon: Auch das sind wieder Menschen, die an uns Geld verdienen wollen. Ich zitiere Friedrich Schorb aus «Dick, doof und arm?»: «Als geistige Väter der ‹Übergewichts-Epidemie› gilt die International Obesity Task Force (IOTF). Die IOTF besteht seit 1995 als ein informeller Zusammenschluss von Medizinern, die sich ganz der Bekämpfung und Behandlung von Übergewicht und Adipositas verschrieben haben. (...) Mittlerweile ist die IOTF Teil der sehr viel älteren und etablierteren International Association for the

Study of Obesity (IASO) geworden. IOTF und IASO gelten in der öffentlichen Wahrnehmung als unabhängige Nichtregierungsorganisationen, die sich ohne ökonomische Hintergedanken allein der Bekämpfung einer der größten Gesundheitsgefahren unserer Zeit verschrieben haben. Doch dieser Eindruck trügt. Rund zwei Drittel des Etats der IASO werden von Pharmakonzernen finanziert. Unter ihnen so prominente Namen wie Abbott, Hoffmann-La Roche, Sanofi-aventis, GlaxoSmithKline, Johnson & Johnson und Novo Nordisk.»[106]

Abbott produzierte für den US-Markt die Diätpille Meridia (die in der EU unter dem Markennamen Reductil erhältlich war), die Sibutramin enthielt. Sibutramin hat zahlreiche Nebenwirkungen, von denen die unangenehmsten Bluthochdruck und Herzrhythmusstörungen sind. Eine Studie bringt 34 Todesfälle mit Sibutramin in Verbindung, weswegen sein Einsatz inzwischen verboten ist und die Diätpillen vom Markt verschwunden sind.[107] Hoffmann-La Roche produziert ein lustiges Medikament namens Xenical / Orlistat, das in Deutschland rezeptpflichtig ist. Eine Variante von Xenical mit geringerer Wirkstoffkonzentration ist unter dem Namen alli frei verfügbar. Eine Studie von 2007 zeigt eine durchschnittliche Gewichtsabnahme von ganzen 2,9 Kilogramm innerhalb eines Jahres, aber selbst diese lächerliche Abnahme hat ihren Preis. Orlistat greift in die Fettverdauung ein und sorgt dafür, dass der Körper bis zu 35 Prozent der gegessenen Fette nicht verarbeitet. Die Folge – und ich zitiere dafür die Wikipedia, weil sie es so schön ausdrückt: «Hauptsächlich und sehr häufig werden Magen-Darm-Nebenwirkungen beobachtet: Steatorrhoe (Fettstühle), ein unangenehmes Stuhlschmieren (‹anal leakage›), vermehrte Darmperistaltik, Stuhldrang und vermehrter Stuhlgang und Flatulenz (Darmwinde). Die Serumspiegel fettlöslicher Vitamine sinken unter Orlistat infolge einer Beeinträchtigung der Resorption durch das Medikament. Erniedrigte Werte sind für Vitamin D, E und ß-Carotin dokumentiert. Normalbereiche werden zwar im Durchschnitt nicht unterschritten, jedoch können in einzelnen Fällen pathologisch erniedrigte Werte vorkommen. Unter Umständen sollte dann eine therapiebegleitende Vitamin-Ergänzung erfolgen.»[108] Im Klartext: Du nimmst innerhalb eines Jahres eine lächerliche halbe Kleidergröße ab, musst kostenpflichtige Vitaminpillen schlucken und hast dauernd Durchfall. Super.

Nochmal zurück zu dem paradiesischen Szenario, das ich mir vor ein paar Seiten gewünscht habe: «Uns geht's richtig gut, Herz-Kreislauf-Erkrankungen sind seit Jahrzehnten rückläufig, obwohl wir unbestritten mehr wiegen als früher, und wir leben länger als je zuvor.» Auch hier höre ich den Widerspruch der Schlankheitsfanatiker und Ernährungsexpertinnen: Herz-Kreislauf-Erkrankungen sind der Killer Nummer 1! Sind sie auch; über 40 Prozent der Todesfälle in Deutschland können dieser Gruppe von Krankheiten zugeschrieben werden[109], zu der unter anderem Herzinfarkt, Schlaganfall oder Bluthochdruck gehören. Aber: Diese Krankheiten sind deutlich seltener geworden, und sie treten viel später auf als früher. Und es ist immer noch nicht bewiesen, dass man dick sein muss, um diese Krankheiten zu bekommen. Und selbst wenn: Durch bessere medizinische Versorgung sind Herz-Kreislauf-Erkrankungen kein automatisches Todesurteil mehr, weswegen ihre Zahlen rückläufig sind. Zwischen 1990 und 2003 gingen die diesbezüglichen Todesfälle in Deutschland bei Männern um über ein Drittel zurück, bei Frauen sogar um fast 50 Prozent.[110] In den USA starben 1960 noch 500 000 Menschen jährlich an Herzinfarkt, während es 2001 «nur» noch 185 000 waren.[111] Und selbst die Risikofaktoren, die uns immer wieder vorgebetet werden, bedeuten nicht automatisch unser sofortiges Dahinscheiden. Eine Studie von 2005, die fünf US-Studien über 40 Jahren Dauer mit fast 50 000 Teilnehmern und Teilnehmerinnen verglich, kam zu folgendem Ergebnis: In allen BMI-Gruppen, also auch in der der Übergewichtigen und Adipösen, waren Risikofaktoren wie hoher Blutdruck (140 / 90 mm Hg) oder ein erhöhter Cholesterinspiegel (240 mg / dL) deutlich zurückgegangen.[112]

Nochmal zum Mitschreiben: Dicke und dünne Menschen werden gleichermaßen krank, aber weniger häufig als früher und erst in höherem Alter. Aber das ist natürlich keine Schlagzeile wert.

Was die Studie auch herausfand: Die Diabeteserkrankungen blieben ungefähr gleich. Und damit sind wir bei der Krankheit, die uns immer um die Ohren gehauen wird, um uns zum Abnehmen zu kriegen: Typ-2-Diabetes. Eine an Typ-2-Diabetes erkrankte Person ist insulinresistent, das heißt, das vom Körper produzierte Insulin, das unseren Blutzucker reguliert, kann nicht richtig verarbeitet werden. 80 Prozent aller Typ-2-Diabetiker und -Diabetikerinnen sind adipös[113], weswegen diese Krankheit gerne mit Übergewicht in Verbindung gebracht wird. Dieser Typ Diabetes hat seinen Ursprung aber in der genetischen Veranlagung – die Insulinresistenz ist nicht angefuttert, sondern bereits im Erbgut verankert. Sie diente unseren Vorfahren als Schutzmechanismus gegen Hungersnöte: Fett wurde effektiv gespeichert, und sein Abbau wurde verlangsamt, solange nichts Vernünftiges zu beißen in der Nähe war. Heutzutage haben wir allerdings Essen im Überfluss um uns herum, weswegen dieses System sich zum Bumerang entwickelt hat. Insulin wird nach jeder Nahrungsaufnahme ausgeschüttet. Essen wir alle fünf Minuten, muss unser Körper alle fünf Minuten Insulin verarbeiten, und wer insulinresistent auf die Welt kommt, dessen Körper kann sich irgendwann nicht mehr wehren. Seine Zellen können Nährstoffe nicht mehr aufnehmen, die Bauchspeicheldrüse produziert mehr und mehr Insulin, um den Bedarf der Zellen zu decken, woraufhin die Insulinresistenz verstärkt wird – genau wie Appetit und Hungergefühl, denn der Körper glaubt ja, er bekomme nicht genügend Treibstoff. Fettzellen sind weniger anfällig für Insulinresistenz, weswegen sie alles schön speichern, was reinkommt. Die Folge: Gewichtszunahme. Dicksein muss also keine Ursache, sondern kann ein Symptom von Diabetes sein. Und ein Teufelkreis: Der hohe Insulinspiegel führt zur Gewichtszunahme, und die hohe Anzahl an Fettzellen verschlimmert die Insulinresistenz.[114]

Gehen wir einfach mal mit der allgemeinen Meinung konform, dass Dicksein automatisch zu Diabetes führt – was es eben nicht tut, denn nur weil 80 Prozent aller Diabeteskranken dick sind, sind noch lange nicht 80 Prozent aller Dicken diabeteskrank. Aber spielen wir das Horrorszenario mal mit: Wenn wir doch immer dicker werden, steigt dann auch die Zahl der Diabetesfälle? Ja, das tut sie. Aber nicht, weil wir uns mehr Cheeseburger reinhauen, sondern weil wir länger leben und die Krankheit, die eher im Alter auftritt, deswegen häufiger diagnostiziert wird. Außerdem hat die Weltgesundheitsorganisation die Grenzwerte, anhand derer ein Diabetes festgestellt wird, mal wieder nach unten verschoben. Wir erinnern uns: Das ist die gleiche wohlmeinende Organisation, die durch das Absenken der BMI-«Normal»werte 35 Millionen Amerikaner und Amerikanerinnen über Nacht zu Fettklopsen hat werden lassen. Genau das Gleiche ist auch mit Diabetes passiert: Der Blutzucker-Nüchternwert wurde von 140 auf 126 abgesenkt, und gleichzeitig wurde die hübsche «gestörte Glukosetoleranz» bei 110 eingeführt.[115] Was zur Folge hatte, dass gestern noch gesunde Menschen auf einmal zu Patienten und Patientinnen wurden, ohne dass sich ihr Lebensstil, ihre Essgewohnheiten oder ihr BMI irgendwie verändert hätten.

Eine «bewährte» Therapie für Diabetes: abnehmen. Studien zeigen, dass ein Gewichtsverlust die Blutwerte wirklich verbessert. Kein Wunder, denn kurzfristig verbessert sogar das Auslassen einer einzigen Mahlzeit den Blutzucker. Logisch: Wenn man nichts isst, wird kein Insulin ausgeschüttet. Langfristig zeigen Studien aber, dass Abnehmen nicht die einzige Lösung ist. Stattdessen sorgen eine ausgewogene Ernährung (weniger Industrieprodukte, stattdessen mehr Zeug, das dem Körper guttut) und mehr Bewegung genauso gut dafür, dass der Diabetes in Schach gehalten werden kann – selbst wenn das Gewicht gleich bleibt.[116]

Und nebenbei: Ja, wir sind ein bisschen dicker als früher, ja, wir kriegen irgendwann vielleicht Diabetes. Dafür leben wir aber auch 30 Jahre länger. Die meisten von uns müssen keine lebensgefährlichen Jobs mehr machen, wir stehen keine 16 Stunden am Tag mehr an schwer zu bedienenden Maschinen, wir schuften nicht mehr von Sonnenaufgang bis Sonnenuntergang auf Äckern, wir jagen keine Mammuts mehr, wir müssen uns körperlich einfach nicht mehr so anstrengen, um unseren Lebensunterhalt zu sichern. Deswegen sterben wir heute mit 70 an Zivilisationskrankheiten und werden nicht mehr mit 40 von Maschinen zerquetscht, von wilden Tieren zerfleischt oder fallen Hunger und Kraftlosigkeit zum Opfer. Unser ganzes Leben hat sich verändert und unsere Krankheiten auch. Wenn Diabetes der Preis ist, den ich zahlen muss, um weiter in einem klimatisierten Büro zu sitzen und mit 70 zu sterben anstatt mit 40, komme ich damit prima klar.

Und zur Adipositas-Epidemie, die angeblich auf uns zurollt: Ich persönlich habe nicht das Gefühl, dass mir auf der Straße immer mehr dicke Menschen begegnen, aber das mag an mir liegen. Friedrich Schorb schreibt in seinem sehr lesenswerten Buch «Dick, doof und arm?», das eine Menge Statistiken zerpflückt, Folgendes: «In Deutschland stagniert die Zahl der übergewichtigen Schulanfänger in vielen Bundesländern seit Ende der 1990er Jahre, in einigen davon ist sie sogar leicht rückläufig. Und in den USA ist die Zahl der übergewichtigen Kinder und Jugendlichen nach Angaben des staatlichen Gesundheitsinstituts Centers for Disease Control und Prevention (CDC) seit 1996 nicht mehr signifikant angestiegen. Auch für die volljährigen US-Amerikaner sieht das Institut erste Anzeichen einer Trendwende. So stagniert der Anteil der adipösen Frauen in den USA schon seit 1999, der der Männer immerhin seit 2003.»[117]

Ich hoffe, diesmal hat die CDC besser recherchiert, bevor sie die Zahlen in die Welt geblasen hat. Denn genau diesem Institut ist eine Schlagzeile zu verdanken, die mir auch noch im Gedächtnis geblieben ist. 2004 schätzte die CDC die Opfer der «Adipositas-Epidemie» auf rekordverdächtige 400 000 Tote jährlich – das würde bedeuten, es stürben mehr Menschen an ihrem dicken Hintern als am Rauchen.[118] 2005 musste die gleiche Organisation aber kleinlaut zurückrudern: Sie habe neue Daten benutzt, ihre Erhebungsmethode geändert und käme nun auf gerade 26 000 Todesfälle durch Übergewicht. Damit rangiert Übergewicht in der Liste vermeidbarer Todesfälle noch hinter Alkohol, Verkehrsunfällen und der Zahl an Menschen, die an Schusswaffen zu Tode kommen – und das in den USA, dem angeblich dicksten Land der Welt, in dem eine Menge Menschen mit Knarren rumwedelt.[119]

Habe ich noch ein Vorurteil ausgelassen, das uns Dicke dazu bringen soll, uns schlecht und doof und wie Sozialschmarotzer zu fühlen? Ach ja: die Krankenkassenkosten. Die Aussage, dass Dicksein viel kostet, wird inzwischen überhaupt nicht mehr hinterfragt. Das Problem ist nur: Wir wissen immer noch nicht, welche Krankheiten nun genau dadurch entstehen, dass wir zu dick sind, auch wenn die Medien es uns gerne glauben machen wollen. Wir wissen ja noch nicht einmal, was «zu dick» eigentlich ist, denn ein nicht «normaler» BMI bedeutet manchmal sogar ein längeres Leben. Wenn wir aber gar nicht wissen, welche Krankheiten nun genau Folge von Übergewicht sind, wie können wir dann die Kosten berechnen, die dadurch entstehen? Der Bundesregierung ist diese Frage ziemlich wurscht, und sie hat seit 1993 frei von allen Zweifeln eine Zahl parat: 70 Milliarden. Diese Zahl beruht auf einer Studie von 1993, in der alle Krankheiten, die irgendwie in Zusammenhang mit Ernährung stehen – unter anderem Herz-Kreislauf-Erkrankungen, Gicht, Diabetes, Karies, Osteoporose sowie verschiedene Krebserkrankungen –, erfasst und die Kosten, die deren Behandlung jährlich verursacht, addiert wurden. 30,3 Prozent aller Kosten im Gesundheitswesen seien durch die genannten Krankheiten verursacht, besagt die Studie. Diese 30,3 Prozent werden seitdem regelmäßig auf die Gesamtausgaben im Gesundheitswesen angerechnet.[120]

Meiner Meinung nach sind Osteoporose, Karies oder Gicht vielleicht mit Ernährung, aber garantiert nicht mit Übergewicht zu erklären. Trotzdem werden sie als Beleg herangezogen, und ich ahne, dass gerade Karies einen nicht geringen Anteil an Behandlungskosten hat. Oder kennst du jemanden, der keine einzige Plombe hat? Friedrich Schorb weiß: «Seriöse Schätzungen nennen sehr viel bescheidenere Zahlen als die Bundesregierung. Auf gerade mal 530 Millionen Euro jährlich schätzen beispielsweise Gesundheitsökonomen die durch Übergewicht und Adipositas verursachten Kosten. (…) Sie haben die Arztbesuche sowie die Länge und Dauer von Krankenhausaufenthalten nach dem BMI der Studienteilnehmer aufgeschlüsselt. Ihr Ergebnis überrascht, denn deutlich häufiger zum Arzt bzw. zur Behandlung ins Krankenhaus mussten einzig die schwer Adipösen mit einem BMI größer als 35. Bei ihnen war auch der durchschnittliche Krankenhausaufenthalt länger als bei den Studienteilnehmern mit niedrigerem BMI. Während sich Personen mit moderater Adipositas (BMI 30–35) in ihren direkten medizinischen Kosten statistisch nicht signifikant von Normalgewichtigen bzw. Übergewichtigen (BMI 25–30) unterschieden hätten, ergäben sich für Personen mit starker Adipositas eine erhöhte Nutzung des Gesundheitswesens und damit einhergehend höhere Kosten. (...) Diese 530 Millionen sind angesichts eines Volumens von über 240 Milliarden Euro Gesamtkosten im Gesundheitswesen tatsächlich nicht mehr als die sprichwörtlichen Peanuts.»[121]

Damit hätten wir dieses Vorurteil also auch widerlegt. Trotzdem dürfen wir Dicke uns das wahrscheinlich noch ewig anhören, denn die meisten dünnen Menschen glauben ja, dass wir ihnen quasi direkt auf der Tasche liegen. Ich glaube, sie vergessen, dass wir uns alle gegenseitig auf der Tasche liegen. Ich bin, obwohl ich es mir leisten könnte, nicht privat versichert, weil ich die Idee einer Zwei-Klassen-Krankenkasse blöd finde. Ich glaube an das Solidaritätsprinzip – wir sind alle gleich, und wer nicht im luftleeren Raum lebt, wird eben mal krank. Und meiner Meinung nach sollte jeder sich eine medizinische Versorgung leisten können, ganz gleich, wie alt man ist, wie viel man wiegt, wie viel man verdient und welches Geschlecht man hat. Wenn ich als dicker Mensch nun auf einmal mehr zahlen soll, weil ich gerne Vollmilch und griechischen Joghurt verzehre, fände ich das äußerst ungerecht.

Ich zahle für so vieles mit, das ich nie in Anspruch nehmen werde. Ich zahle für die ganzen Menschen in der Midlife-Crisis, die glauben, mit 45 könnten sie noch so gut Fußball spielen wie mit 20 und deshalb mit Bänderrissen auflaufen. Ich zahle für die ganzen Freizeitsportler und -sportlerinnen, die sich turnusmäßig irgendwas zerren oder verstauchen oder sich Tennisarme zuziehen. Ich zahle für die gebrochenen Knochen von Menschen auf Skiern und Snowboards. Ich zahle für entzündete Piercings und verunglückte Brandings. Ich zahle für Schwangerschaftsvor- und -nachsorge. Ich zahle für wahrscheinlich Millionen von Kinderkrankheiten oder Wehwehchen, mit denen besorgte Eltern bei den Kinderärzten und -ärztinnen vorsprechen, auch wenn der Nachwuchs kerngesund ist. Ich zahle für die Krankheiten, die Süchtige nach Alkohol, Nikotin und anderen Stoffen mit sich rumschleppen. Ich zahle wahrscheinlich für noch vieles mehr, aber das sind die ersten Fälle, die mir spontan einfallen und von denen ich selbst wahrscheinlich nie betroffen sein werde (beim Alkohol lasse ich mir noch ein bisschen Spielraum).

Und all diese notwendigen Behandlungen haben nichts mit angeborenen Krankheiten oder Schicksalsschlägen zu tun – denn das ist ja immer der Vorwurf an uns Dicke: Wir haben schließlich selbst schuld. Selbst wenn das so wäre, habe ich trotzdem genauso ein Recht auf vorurteilsfreie medizinische Behandlung wie die Menschen, die ihren Körpern andere Dinge zumuten, die ich persönlich für bescheuert halte.

Kurz: Ich zahle für vieles mit. Und ich zahle es gern. Weil ich, wie gesagt, eine Solidaritätsgemeinschaft für eine sehr, sehr gute Sache halte. Und wer einmal beginnt, diese Solidarität auszuhöhlen, wird nicht mehr damit aufhören. Zunächst zahlen wir Dicke mehr. Dann die Leute mit der Kippe in der Hand. Als Nächstes dürfen dann ältere Menschen mehr zahlen, denn die gehen öfter zum Arzt. Und dann Schwangere, weil die, zumindest für einen gewissen Zeitraum, erhöhten medizinischen Bedarf haben. Und dann die Mütter von Blutern, denn die haben beknackte Gene weitergegeben, die jetzt kosten. Und so weiter.

Ich hoffe, wir fangen mit dem Quatsch gar nicht erst an, sondern lassen jeden Menschen so leben, wie er möchte. Ich so, wie ich möchte. Du so, wie du möchtest. Mir muss nicht gefallen, wie du lebst, aber ich werde dir deshalb nicht das Recht absprechen, genauso wie ich behandelt zu werden. Und genau das erwarte ich auch von dir, du gepiercter Kettenraucher auf Skiern, du.

«Na, wenn Sie nicht gesund werden wollen …»

Ich habe eben den Begriff einer «vorurteilsfreien medizinischen Behandlung» in den Raum geworfen. Genau mit der hapert es meiner Meinung nach sehr. Gerade Ärzte und Ärztinnen sehen es als persönliches Versäumnis ihrer Patienten an, dass sie nichts gegen ihr Übergewicht tun, und holen gerne die Moralkeule aus dem Kittel. Ich persönlich habe eine Hausärztin, die mir noch nie nahegelegt hat, abzunehmen, und genau deswegen ist sie meine Hausärztin. Ich fühle mich bei ihr aufgehoben und in meinen persönlichen Eigenheiten akzeptiert. Sie predigt mir seit Jahren eine etwas gesündere Lebensweise (die ich ja jetzt habe, ha!), und das finde ich auch völlig in Ordnung. Denn sie hat das ausgewogenere Essen mit mehr Gemüse und weniger Zucker nie mit dem Argument verknüpft, ich sollte dadurch bitte schön dünner werden, sondern sie würde sich für mich einfach bessere Blutwerte wünschen (die ich ja jetzt habe, ha! Trotz dicker Beinchen).

Außer ihr wären da noch mein Zahnarzt und meine Gynäkologin als regelmäßige medizinische Anlaufpunkte, und auch die halten sich zurück, wenn es um das Gewicht geht. Das würde ich meinem Zahnarzt auch, ehrlich gesagt, sehr übelnehmen, wenn er dazu etwas sagen würde. Ganz anders: die Rotte an Orthopäden, die ich in meinem langen Leben schon angetestet habe. Ich bin mit einer Hüftfehlstellung geboren worden, weswegen ich als Kleinkind ein Spreizhöschen tragen durfte und in einem Gipsbett gelegen habe. Also eine Gipsschale, die an den Schultern beginnt und unter dem Po aufhört. Meine Mutter hat das blöde Ding aufgehoben und wollte irgendwann sogar mal Blumen reinpflanzen, aber das habe ich ihr glücklicherweise ausreden können. Als Kind habe ich bereits orthopädisches Training machen müssen, und als Erwachsene durfte ich den Spaß nochmal erleben. Meine Hüfte steht allerdings immer noch nicht parallel zum Boden, meine Beine sind immer noch unterschiedlich lang, und irgendwann in meinen 20ern habe ich Rückenschmerzen bekommen. Bevor ich allerdings meinem Orthopäden – der nach dem Besuch mein ehemaliger Orthopäde wurde – meine kurze medizinische Historie erzählen konnte, war sein Urteil schon gefällt: «20 Kilo weniger, und Ihnen geht's wieder gut. Krankschreiben?»

Und so geht es mir seither bei jedem, und ich meine wirklich jedem Besuch bei Orthopäden. Es ist völlig egal, ob mir mein Rücken weh tut, meine Schulter oder mein Handgelenk – ich könnte mich überanstrengt haben (zum Beispiel bei meinem Job als Werbetexterin, bei dem ich recht lange am Laptop tippe und komisch sitze), ich könnte eine falsche Bewegung beim Golfspielen gemacht haben (ja, auch dicke Menschen bewegen sich freiwillig, auch wenn mein Rücken den Golfabschlag leider momentan nicht mehr ganz so toll findet), aber im Prinzip ist immer mein Gewicht an den Schmerzen schuld. Deswegen bekomme ich auch jedes Mal einen total schlauen Vortrag, wie schlimm das sei, dick zu sein, oder wahlweise eine hingerotzte Bemerkung in diese Richtung, die ich an guten Tagen als «unverschämt» bezeichnen würde, an schlechten als «Was bildet sich dieser Blödmann eigentlich ein?». Ich habe mich selten so elend gefühlt wie in Behandlungszimmern bei Orthopäden, zu denen ich gegangen bin, weil ich Schmerzen hatte und mir Hilfe erhoffte und von denen ich zehn Zentimeter klein mit Hut wieder rauskam – weil ich dick bin und mir deshalb eine Moralpredigt anhören muss, wie sehr ich mir und meinem Körper doch schade und dass ich daher selbst schuld sei, wenn es mir nicht gut ginge. Also genau die einfühlsamen Anmerkungen, die man braucht, wenn man sich eh schon mies fühlt. Danke, Jungs. Lernt ihr Empathie nicht im Studium?

Ich frage mich nach solchen Terminen immer, was eigentlich schlanke Menschen zu hören bekommen, die wegen Rückenschmerzen auflaufen. Erbsünde? Zu viel Selbstbefriedigung? Oder was kriegen die als Ursache für ihre Schmerzen genannt? Oh, überanstrengt oder eine falsche Bewegung beim Sport gemacht. Schwein gehabt.

Nach der Moralpredigt kommt wenigstens ein Rezept, und das ist immer das gleiche: Massage, Fangopackung, Krankengymnastik. Soweit ich weiß, bekommen schlanke Menschen das auch; wir scheinen also doch nicht so verschieden zu sein. Gegen Rumliegen in heißem Schlamm oder Durchkneten habe ich nie was, aber bei der Krankengymnastik sollte man als dicker Mensch an jemanden geraten, der sich mit uns auskennt. Ich hatte einmal das «Glück», in einer Praxis zu landen, in der man mich wilde Übungen machen lassen wollte, von denen ich wusste, dass ich sie nicht ausführen konnte. Ich lebe seit 20 Jahren damit, dick zu sein, und auch damit, dass mein Rücken ab und zu weh tut, und daher bilde ich mir ein, ihn allmählich ganz gut zu kennen, genau wie den Rest meines Körpers. Ich weiß, was ich ihm zumuten kann, und ich weiß, welche Bewegungen er mir sofort übelnimmt. Also sagte ich dem Therapeuten, dass ich diese eine Übung nicht machen möchte, weil ich ahne, dass sie mir mehr schadet als hilft. Seine schnippische Antwort: «Na, wenn Sie nicht gesund werden wollen …» Woraufhin ich die restliche halbe Stunde Turnen ziemlich nah am Wasser durchgehalten und mir dann eine andere KG-Praxis gesucht habe.

Die hat sich übrigens als ein Traum herausgestellt. Ich bin ganz zufällig beim Spazierengehen an der Praxis vorbeigeschlendert; sie hatte erst vor kurzem geöffnet, und ich dachte, guckst du doch einfach mal rein. Im Flur standen Teelichter, die Beleuchtung war milde, und es dufteten irgendwelche Öle.

Ein sehr wohltuender Kontrast zum Hantelklirren unter Neonlicht in der vorherigen Praxis. Es war netterweise recht schnell ein Termin frei, und bei diesem sollte ich mich auf den Rücken auf die Behandlungsliege legen und zwar auf die geöffneten Hände der Therapeutin. Genau wie ich bei Fototerminen den Bauch einziehe und möglichst in der letzten Reihe stehe, damit ich so weit wie möglich unsichtbar bin, versuchte ich auch hier, mich kleiner zu machen, leichter, weniger aufdringlich. Was man eben so macht als dicker Mensch. «Legen Sie sich ruhig mit dem ganzen Gewicht auf die Hände. Ich weiß, dass Sie das gerade vermeiden, aber machen Sie das mal. Mir macht das nichts aus.» Ich glaube, ich habe noch versucht, einen entschuldigenden Witz zu reißen, so in Richtung «Das ist ja mal 'ne ganz neue Ansage», als die Therapeutin freundlich meinte: «Lassen Sie sich nicht auf Ihr Gewicht reduzieren. Auch schlanke Menschen haben Rückenschmerzen.» In dem Moment hätte ich fast angefangen zu heulen, weil ich seit gefühlten 20 Jahren nicht mehr so gut in einer medizinischen Institution behandelt worden bin.

Ich bin überzeugt davon, dass auch die positive Haltung der Therapeutin mich relativ schnell wieder auf die Beine gekriegt hat. Sie hat mir vermittelt, dass es in Ordnung ist, dick zu sein. Ich werde nicht automatisch krank, wenn ich eine gewisse Kilogrenze überschreite. Ich werde allerdings krank, wenn ich mich ständig stigmatisiert fühle.

Ärzte und Ärztinnen sind nicht besser und nicht schlechter als die Deppen, die mir im Schwimmbad unfreundlichen Quatsch hinterhertuscheln. Das Blöde ist nur, dass ich sie nicht so ignorieren kann wie die Deppen. Ich erwarte von ihnen Hilfe – und stattdessen werde ich abfällig behandelt. Studien zeigen, dass medizinisches Personal dicken Menschen weniger Respekt entgegenbringt als schlanken[122]; Krankenschwestern und Pfleger fühlen sich teilweise von adipösen Menschen «abgestoßen»[123], Ärzte, Ärztinnen und Studierende der Medizin sagten, dicke Menschen seien «unbeholfen, hässlich und würden sich nicht an die Behandlungsempfehlungen halten».[124] Neben den widerlichen Vorurteilen, die in den Bemerkungen enthalten sind, ist der letzte Punkt entscheidend: Uns wird unterstellt, wir seien zu doof beziehungsweise unwillig, Beipackzettel zu lesen oder ärztlichen Hinweisen zu folgen, nur weil wir mehr wiegen als der Durchschnitt. Diese Unterstellungen kriegen wir manchmal sogar zu hören, wie ich von diesem Krankengymnasten, der anscheinend genau das von mir geglaubt hat, anstatt anzunehmen, dass ich meinen Körper wahrscheinlich ein bisschen besser kenne als er.

Das herablassend bis arrogante Verhalten von Ärzten und Ärztinnen führt bei vielen dicken Menschen dazu, dass sie gar nicht mehr zu ihnen gehen, selbst wenn sie Schmerzen haben oder Hilfe brauchen. In der eben schon angesprochenen Studie gaben zwölf Prozent der Frauen an, dass sie Arzttermine verschieben oder absagen, weil sie Angst hätten, die übliche Predigt zu hören. Je dicker die Frauen sind, desto höher werden die Zahlen: 32 Prozent der Frauen mit einem BMI über 27 und 55 Prozent der Frauen mit einem BMI über 35 nehmen Arzttermine nicht wahr, weil sie sich wegen ihres Gewichts schämen.[125]

Diese Scham kann krank machen. Nicht nur, weil man Arzttermine absagt, sondern weil Scham körperliche Reaktionen hervorruft. Dr. Peter A. Muennig, Dozent an der Columbia University, meint, dass Stigma und Vorurteile äußerst stressig seien. Stress würde den Körper in einen Alarmzustand versetzen: Der Blutdruck steige, der Blutzucker genauso, der Körper, dieses alte Steinzeitwesen, sorge dafür, dass man sich verteidigen oder fliehen kann. Wenn man ständig diesem Stigma ausgesetzt sei – und als dicker Mensch muss man sich eben nicht nur von Ärzten und Ärztinnen was anhören, sondern sogar von Freunden, Kolleginnen oder irgendjemandem, der zufällig im Bus neben einem sitzt –, werde der Stress chronisch, und das wiederum führe zu einem konstant erhöhten Blutdruck, Diabetes und weiteren Krankheiten, die – Überraschung! – heute mit Übergewicht in Verbindung gebracht werden. Dr. Muennig zitiert in der «New York Times» Studien, die belegen, dass Frauen, die sich zu dick fühlen, mehr physische und psychische Beschwerden haben als Frauen, die sich in ihrem Körper wohl fühlen – ganz egal, wie dick dieser Körper ist.[126]

Trotzdem scheint «Scham» immer noch für eine gute Idee gehalten zu werden, wenn es darum geht, uns Dicke zum Abnehmen zu kriegen. Natürlich esse ich sofort nur noch Mohrrüben, wenn ich blöde Sprüche von halbwüchsigen Trotteln auf der Straße abkriege. Natürlich lasse ich mir sofort ein Magenband einsetzen, wenn ich in Online-Diskussionen als unfähig, undiszipliniert und eklig bezeichnet werde. Natürlich bringt es Kinder dazu, ihr Essverhalten zu reflektieren, wenn ihre Klassenkameraden und -kameradinnen sie als «Fettklops» bezeichnen. Natürlich ist es eine hervorragende Idee, einfach keine großen Größen in Bekleidungshäusern mehr anzubieten, denn dann nehme ich endlich ab. (Ja, diesen Vorschlag findet man in vielen «Diskussionen», wie man uns Dicke endlich loswerden könnte.) Und natürlich finde ich es prima, wenn irgendwelche Honks mich für den Klimawandel verantwortlich machen, denn als Dicke verbrauche ich mehr Sauerstoff und atme dementsprechend mehr CO_2 aus. (Ja, auch diesen Quatsch glauben manche Menschen.) Eine Frage an alle, die so denken: GEHT'S NOCH?

Ich frage mich des Öfteren, woher dieser Hass kommt. Ja, ich glaube, es ist wirklich Hass, was manche Zeitgenossen und -genossinnen für uns empfinden. Ich nehme die derzeitige Stimmung jedenfalls als sehr unfreundlich und äußerst verständnislos wahr. Es ist okay, sich in der Öffentlichkeit zu besaufen oder anderweitig zuzudröhnen, Versicherungen zu bescheißen, Steuern zu hinterziehen oder als Kerl mal eben in die Fußgängerunterführung zu strullen, aber als dicker Mensch vor anderen Leuten genussvoll ein Steak zu essen, nein, das können wir nicht tolerieren.

Es gibt einige Theorien, warum es dünnen Menschen nicht egal ist, dass ich nicht schlank bin und inzwischen auch bewusst und lautstark alle Versuche eingestellt habe, es vielleicht doch noch zu werden. Eine davon, der ich allerdings nur ungern zustimmen möchte, ist: blanker Neid. Ich kenne kaum Freundinnen oder Kolleginnen, die sich keinen Kopf darum machen, was sie essen, wie viel sie davon essen und wie sie dabei aussehen, wenn sie es essen. Selbst Frauen in winzigen Kleidergrößen fühlen sich schuldig, wenn sie einen Nachschlag am Buffet holen, und die Diskussionen, mit welcher Diät man denn zur Bikinifigur kommt, ist in jedem Frühjahr in jeder Bürokaffeeküche die gleiche. Paul Rozin, Psychologe an der Universität von Pennsylvania, befragte Menschen in verschiedenen Ländern zu ihren Essgewohnheiten. Auf die Frage, was sie beim Wort «Schokoladentorte» denken, antworteten Franzosen und Französinnen: «Feiern». Bei den Amerikanern und Amerikanerinnen fiel die Antwort anders aus. Sie sagten: «Schlechtes Gewissen».[127] Ich ahne, dass viele meiner weiblichen Bekannten in ihrem Herzen amerikanisch sind: Die meisten von ihnen ignorieren nicht nur stoisch den Süßigkeitenautomaten im Büro (was ja keine ganz schlechte Idee ist), sondern verkneifen sich auch die eine oder andere Mahlzeit.

Oder legen einen oder zwei Tage ein, an denen sie einfach mal nichts essen. Wenn sie etwas essen, dann zuckerfreies Müsli, selbst zubereitete Salate, möglichst mit wenig Öl oder Nüssen oder gar Käse, pürierte Gemüsesüppchen, in den Tee gibt's nur Süßstoff und in den Kaffee keine Milch. Ich habe überhaupt nichts gegen Salate oder Gemüsesüppchen, aber ich esse das Zeug, weil ich finde, dass es großartig schmeckt. Die meisten meiner weiblichen Bekannten essen es, weil es wenig Kalorien hat – und so gut wie alle von ihnen wiegen geschätzt die Hälfte von mir.

Insofern ist es kein ganz abwegiger Gedanke, anzunehmen, dass ich in meiner ganzen lebensfrohen Leibesfülle ein fürchterlicher Affront bin. Ich zwinge mich nicht zum Sport, sondern lese lieber ein gutes Buch oder koche ein zeitaufwendiges Rezept nach? Neid! Ich esse in der Mittagspause einen riesigen Becher mit aber so was von nichtfettreduziertem Joghurt und schnippele mir – pure Provokation! – auch noch eine von Fruchtzucker nur so strotzende Banane hinein? Und werfe auch noch eine Handvoll Haselnüsse obendrauf? Völlerei! Und das alles mache ich ohne schlechtes Gewissen, ohne dass ich mich dafür schäme, dick zu sein, ohne dass ich mich dafür entschuldige, etwas zu essen? Ich lebe und genieße einfach so vor mich in? Das geht jetzt aber wirklich zu weit.

Ich habe glücklicherweise noch von niemandem eine derartige Regung zu hören bekommen, daher kann ich persönlich dieser Theorie nicht recht zustimmen. Aber auch hier verweise ich auf das Internet. In so ziemlich jeder Diskussion über das Dicksein kommt irgendwann der Spruch: «Wie kann man sich nur so gehen lassen?» Und den verbuche ich absolut unter Neid. Der oder die Schreibende würde sich meiner Meinung nach nämlich sehr gerne mal so «gehen lassen» beziehungsweise: einfach mal essen, vielleicht auch zu viel, vielleicht so viel, dass man es ihm oder ihr irgendwann ansieht. Aber anscheinend hat dieser Person irgendein verkniffener Mensch beigebracht, dass Genuss beim Essen unanständig ist. Oder dass es mit der protestantischen Arbeitskultur nicht in Einklang zu bringen ist, auf dem Sofa zu liegen, anstatt im Fitnessstudio sinnlos rumzustrampeln, wenn man viel lieber auf dem Sofa liegen würde. Irgendjemand muss ihr eingeimpft haben, dass es nicht in Ordnung ist, das Leben zu genießen. Wenn für dich zum Genuss gehört, Sport zu treiben und Kalorien zu zählen, dann ist das für dich völlig okay. Renn weiter. Zähl weiter. Aber zu meinem Leben gehört es nicht. Zu meinem Leben gehört es, verschiedene Weine zu probieren, alles mit Käse zu überbacken und mit einem Buch auf dem dicken Bauch einzuschlafen, während du durch den Stadtpark joggst. Und das ist für mich völlig okay. Hier, nimm was von meinem Gratin und lass dich mal gehen.

Eine weitere Theorie: Was wäre, wenn alle Menschen, die sich täglich mit Nahrungsrationierung und Fitnesstraining quälen, obwohl sie viel lieber rumlungernd ein Leberwurstbrot essen würden, plötzlich merken, dass das Blödsinn ist? Wenn alle diese Menschen Bücher wie dieses lesen, sich selber mal ein paar Statistiken angucken würden und merken, dass man auch als dicker Mensch ein ziemlich gutes Leben haben kann – was ist dann? Dann ist auf einmal klar, dass die monatelange, manchmal jahrelange Selbstverleugnung, Selbstkasteiung und der ewige Selbsthass völlig nutzlos waren. Jedes nicht gegessene Teilchen, jeder abgelehnte Nachtisch taucht plötzlich im Geist auf. Die Füße schmerzen nachträglich beim Gedanken an all die Kilometer, die sie auf Laufbändern und Waldwegen zurückgelegt haben. Und wofür? Dass man wieder so viel wiegt, bevor man mit diesem Diätblödsinn angefangen hat. Es kostet viel Kraft, sich einzugestehen, dass man sich selbst eine

Menge Zeit und Lebensqualität versagt hat, um einem kulturellen Ideal nachzueifern, das für den Großteil der Menschen schlicht und einfach nicht erreichbar ist. Es kostet meiner Meinung nach weitaus weniger Kraft, sich selber weiter eklig zu finden und alle dicken Menschen dieser Welt gleich mit. Weil die sich ja gar nicht anstrengen, während man selbst so viele Opfer bringt. Dass diese wahrscheinlich nie belohnt werden, ist etwas, das man sich lieber nicht eingestehen will. Und so kann man bequem weiter auf die Dicken herunterschauen.

Dicksein ist heute leider vermehrt ein Zeichen von Klassenzugehörigkeit. Wo früher noch Kleidung die Ober- von der Mittel- oder Unterschicht trennte, ist es heute der Körper.[128] «Gutes» Essen ist meist kostspieliger als der Industriequatsch, selbst wenn das Gemüse nicht biologisch, sondern konventionell angebaut worden ist. Es ist teilweise pure Not, die Menschen zu billigen und damit meist zucker- und fetthaltigen Nahrungsmitteln greifen lässt. Das Vorurteil ist schnell gezimmert: Die ärmeren Menschen sind zu doof zum Essen und werden deshalb immer dicker. Dass es eher ein soziales Problem ist, dass nicht alle von uns sich gutes, nährstoffreiches, gesundes Essen leisten können, wird dabei gerne unterschlagen.

Sich einen schlanken Körper zuzulegen, wenn man genetisch nicht dafür ausgelegt ist, ist lebenslange, harte Arbeit. Man muss nicht nur auf die passende Ernährung achten, sondern auch die Zeit dafür haben, sich mit hochwertigen Lebensmitteln zu versorgen. Es dauert länger, auf den Markt zu gehen, anstatt schnell im Supermarkt vorbeizuschauen – Zeit, die viele nicht haben, weil sie teilweise in mehreren Jobs schuften, um über die Runden zu kommen, oder gleichzeitig arbeiten und Kinder versorgen. Es kostet ebenfalls Zeit, sich ausgiebig zu bewegen, und es kostet Geld, sich im Fitnessstudio anzumelden. Manche Diätbücher raten sogar zu Personal Trainern, was den Hartz-IV-Empfängern und -Empfängerinnen wahrscheinlich die Lachtränen in die Augen treiben dürfte. Kurz gesagt: Man braucht schon einen gewissen Status, um diesen durch einen erzwungen schlanken Körper aufrechtzuerhalten. Und aus dieser hart erkämpften Position lässt es sich natürlich wunderbar auf die angeblich faule Unterschicht herabschauen.

Eine letzte Theorie, warum die Angst vor Fett so groß ist: Essen ist etwas sehr Sinnliches. Unsere Gesellschaft kommt mir manchmal sehr übersexualisiert vor, wenn ich mir die durchschnittlichen Zeitschriftentitel am Kiosk angucke, die bei jeder Gelegenheit nackte Brüste und Ärsche abbilden, selbst wenn es in der Zeitschrift um Rasenmäher oder Eidechsen geht. Ich habe weder etwas gegen Brüste noch Ärsche, aber ich habe etwas dagegen, dass wir so freigiebig mit weiblichen Geschlechtsmerkmalen umgehen, aber gleichzeitig – gerade von Frauen – verlangen, dass wir doch bitte schön sittsam und keusch zu sein haben wie das Veilchen im Moose. Diätsprache ist sehr entlarvend, wenn es um das Thema Sexualität geht: Essen sei eine «Sünde», man wird in «Versuchung» geführt, man spürt «Gelüste» und erliegt «Verlockungen». Das ist natürlich alles ganz schlimmes Zeug, und deswegen ist Selbstdisziplin und Selbstkontrolle (oder wie ich es nenne: Selbstkasteitung und Selbstverleugnung) viel besser für uns alle. Vor allem für uns Frauen, damit wir gar nicht erst auf dumme Gedanken kommen. Die Lust auf Fleisch symbolisiert die Fleischeslust, und selbst wenn wir auf RTL 2 gutgelaunten Menschen in Swingerclubs zugucken können, die das als das Normalste der Welt propagieren, ist eine positiv besetzte Sexualität für viele Frauen immer noch unerreicht.

Was ich an dieser Ansicht so schizophren finde, ist, dass uns Dicken ständig weisgemacht werden soll, dass wir auch um unserer sexuellen Anziehungskraft wegen abnehmen sollten. Wer will schon mit einem dicken Menschen schlafen? (Ich kenne einige, die das wollen, aber das nur so nebenbei.) Wie denn nun? Nicht essen, weil das anrüchig ist, damit ich dünn werde, um endlich anrüchige Sachen machen zu dürfen? Ihr spinnt doch alle.

Dass wir Wohlgenährtsein nicht mehr attraktiv oder gar sexy finden, ist eine relativ neue Sache. Bis vor knapp 100 Jahren galt weibliches Fett als fruchtbar und damit begehrenswert. In der Kunstgeschichte finden wir viele Beispiele von üppigem Fleisch, und damit ist nicht nur Herr Rubens gemeint. Vom 15. bis 17. Jahrhundert hatten Frauen gerne deutlich sichtbare Bäuche, im frühen 19. Jahrhundert wurden weiche, füllige Gesichter und Schultern betont, und bis ins 20. Jahrhundert hinein durften Frauen in der Kunst stattliche Hintern und Oberschenkel haben.[129] Damals hieß Cellulite auch noch nicht Cellulite, sondern schlicht «Haut an den Oberschenkeln»; auf die Idee, aus den völlig natürlichen Dellen und Wellen einen Zustand zu machen, der dringend bekämpft werden muss, kam erst die «Vogue» 1973.[130] In den 1920er Jahren begannen die ersten Frauen damit, Diät zu halten – und bis heute weiß eigentlich niemand so genau, warum. Damals waren kurze Röcke große Mode, und eine Theorie besagt, dass Frauen schlicht und einfach gut in ihnen aussehen wollten. Wobei ich anmerken möchte: Wer sagt, dass nicht auch dicke Frauen in kurzen Röcken gut aussehen? «Gut aussehen» ist eine sehr subjektive Einschätzung, und ich bin mir nicht sicher, ob man diese Theorie einfach so hinnehmen sollte. Gleichzeitig werden die damals so skandalös kurzen Röcke als Zeichen weiblicher Befreiung gesehen, genau wie in den 70er Jahren, als der Minirock modern wurde – wobei sie auch anders interpretiert werden können: Wenn kurze Röcke bedeuten, dass Frauen dafür hungern müssen, sind sie alles andere als eine Befreiung.[131] Es ist meiner Meinung nach kein Zufall, dass die ersten massenhaften Diätbestrebungen in die Zeit fielen, in der Frauen mehr und mehr Rechte eingeräumt wurden. Die Freiheiten, die sie sich erkämpften, wurden ihnen auf der anderen Seite wieder genommen.

Die 1930er bis 1950er Jahre waren wieder von anderen Schönheitsidealen geprägt; Stars wie Marilyn Monroe und Anita Ekberg waren eher kurvig als mager, und 1955 gaben ganze fünf Prozent der amerikanischen Frauen an, gerade eine Diät zu machen.[132] Das änderte sich leider, und bis heute gehört es zum Frausein anscheinend dazu, sich irgendwann mit Kalorientabellen und Trennkost zu beschäftigen. Zwischen 1966 und 1969 stieg die Zahl amerikanischer High-School-Schülerinnen, die sich zu dick fühlten, von 50 auf 80 Prozent. In den 1990er Jahren fühlten sich 53 Prozent der 13-jährigen Mädchen unglücklich in ihren Körpern; bei den 18-Jährigen waren es bereits 78 Prozent. In einer Umfrage von 1984 gaben 75 Prozent der über 30 000 befragten Frauen an, sie seien zu dick – wobei gerade 25 Prozent in die «übergewichtige» BMI-Kategorie fielen. Besonders traurig: 45 Prozent der Frauen, die per BMI als «untergewichtig» galten, fühlten sich zu fett. So sind auch die weiteren Studienergebnisse zu verstehen: Die Mehrheit der Befragten wollte lieber fünf bis acht Kilo abnehmen, als beruflich erfolgreich zu sein oder die große Liebe zu finden.[133] Susan Estrich, die 1976 die erste Herausgeberin der «Harvard Law Review» wurde, als eine der jüngsten Frauen aller Zeiten Professorin in Harvard wurde und die 1988 als erste Frau einen Präsidentschaftswahlkampf leitete, nennt als ihre größte Leistung, sich von Kleidergröße 46 auf 40 heruntergehungert zu haben.[134]

Wer sich selbst täglich diesem Druck aussetzt, wer sich selbst nicht annehmen kann, wie er ist, der projiziert diese Scham gerne auf andere. Ich glaube, dicke Menschen werden auch deshalb stigmatisiert, weil der Rest der Welt fürchterliche Angst davor hat, ebenfalls dick zu werden. Kein Wunder, wenn man den ganzen Tag mit den Horrorschlagzeilen vollgeballert wird, über die ich in den letzten Kapiteln geschrieben habe. Dick zu sein bedeutet in vielen Köpfen den nahen Tod und persönliche Ausgrenzung. Wobei Letzteres leicht zu beheben wäre, nämlich indem man dicke Menschen wie dünne behandelt: normal.

Die Angst davor, dick zu werden, beziehungsweise der Ekel vor dem Fett hat so unfassbare Züge angenommen, dass ich es nur noch als hysterisch bezeichnen kann. Kinder im Alter zwischen drei und fünf Jahren setzen laut einer Studie von 2003 «dünn» mit «nett» gleich und «dick» mit «gemein» – selbst die befragten dicken Kinder waren dieser Meinung. Was bedeutet, dass schon Kleinkinder die Stereotypen verinnerlicht haben, die heute gesellschaftlich akzeptiert sind.[135] Wenn sich Fünfjährige lieber einen Arm amputieren lassen würden, als dick zu sein, oder 75 Prozent der befragten Paare sich für eine Abtreibung entscheiden würden, wenn das Kind mit 50-prozentiger Wahrscheinlichkeit dick werden würde[136], dann ist das genau das: hysterisch. Und fürchterlich, fürchterlich armselig. Vor allem, weil es das Gesundheitsargument so schön entlarvt; angeblich sollen wir Dicken ja nur abnehmen, weil sich der Rest der Welt so um unsere Gesundheit sorgt. Quatsch. Jedem Fünfjährigen ist meine Gesundheit völlig egal, der kann das Wort «Gesundheit» ja noch nicht mal buchstabieren. Aber dafür hat er von Mitschülern, Freundinnen und Eltern mitbekommen, dass dicke Menschen irgendwie iiiih sind. Warum auch immer. Wenn alle die irgendwie iiiih finden, dann ist das wohl so. Und schon züchten wir die nächste Generation von hysterischen, intoleranten Angsthasen heran, anstatt ihnen beizubringen, dass Menschen in vielen Farben daherkommen, in vielen Formen und mit vielen Unterschieden und Gemeinsamkeiten. Anstatt ihnen beizubringen, dass wir verschieden aussehen und dass es ganz wunderbar ist, so auszusehen, weil es sonst nämlich ein verdammt langweiliger Planet wäre. Anstatt ihnen beizubringen, dass jeder Mensch das Recht hat, sich in seinem Körper wohl zu fühlen, gleichgültig wie der Rest der Welt diesen Körper findet. Und dass es dem Rest der Welt gefälligst egal zu sein hat, wie die Körper anderer Menschen aussehen.

Blogeintrag 16. August
Über Kleidung

«Clothes, as I tweeted to a twitter friend, are not camouflage – no amount of clothing is going to make me look like a thin person. And, you know, I wouldn't want it to. I want to wear things that make me joyous, things that make me look like ME, things that kick ass. My idea of flattering probably isn't the mainstream definition (which is more like: slimming) but COME ON. Are we really still stuck in the days of dressing to hide, to diminish, to disappear?

I damn well refuse to participate in that.

Fat people are not invisible, nor should we aspire to be.» [137]

(«Wie ich einer Freundin twitterte: Kleidung ist keine Tarnung. Keine noch so große Anzahl an Kleidungsstücken wird mich wie ein dünner Mensch aussehen lassen. Und weißt du was? Das will ich auch gar nicht. Ich möchte Kleidung tragen, die mich glücklich macht, Kleidung, in der ich nach MIR aussehe, Kleidung, die einfach klasse ist. Meine Vorstellung von schick ist garantiert nicht die Mainstream-Meinung – nämlich ‹vorteilhaft› –, aber mal ehrlich: Müssen wir uns wirklich immer noch verstecken, verstellen, müssen wir verschwinden?

Darauf habe ich aber so was von überhaupt keine Lust.

Fette Menschen sind nicht unsichtbar, und wir sollten auch nicht anstreben, es zu sein.»)

Ein Ausschnitt aus einem Blogeintrag von «The Rotund», einer Fat-Acceptance-Bloggerin. Im Eintrag geht es um ein

Cafepress-Shirt einer weiteren dicken Bloggerin, die ausgerechnet vom Übergrößenhersteller Lane Bryant einen doofen Tweet an die Backe gekriegt hat. Um das Thema ging's mir gar nicht, nur um das Statement: Klamotten sind dazu da, damit ich aussehe, wie ICH aussehen will. Nicht um irgendwelchen Idealen zu entsprechen, denen ich eh nicht entsprechen kann. Und niemand hat mir zu sagen, he, du bist zu dick, um irgendwas Bestimmtes anzuziehen. Nein, bin ich nicht. Wenn ich will, laufe ich im Bikini und Leggings durch die Gegend, und unglaublicherweise wird davon die Welt nicht untergehen, und du wirst keinen Augenkrebs bekommen.

Seit ich mit meinem Körper Frieden geschlossen habe, habe ich das auch mit anderer Menschen Körper getan. Ich versuche jeden Tag, meine innere Lästerschwester in die Verbannung zu schicken. Nicht jeder, der Flipflops trägt, hat pedikürte Füße? Egal. Nicht jede, die enge Shirts trägt, hat Größe 34? Egal. Es ist egal, nein, es hat mir verdammt nochmal egal zu sein, wie der Rest der Welt rumläuft. Jeder und jede sollte sich so anziehen dürfen, wie er oder sie es möchte, ohne dass irgendjemand sich auf ein hohes Ross schwingt und meint, er oder sie habe da aber 'ne ganz andere Meinung zu. Kannst du ja haben, aber: Warum sollte ich auf dich hören? Ich hör ja auch nicht auf dich, wenn du mir sagst, dass die Böhsen Onkelz tolle Musik machen oder Schnecken total lecker sind. Warum sollte ich dann auf dich hören, wenn du mir sagst, dass ich diese engen Hosen nicht tragen kann? Kann ich nämlich super, guck mal.

Interessanterweise wird auch das eigene Körpergefühl viel positiver, wenn man sich nicht den ganzen Tag damit beschäftigt, bei anderen Menschen Fehler zu finden. Wenn man nämlich stattdessen versucht, bei jedem Menschen etwas zu finden, was schön ist, merkt man erstens, dass man immer etwas findet. Und zweitens, wie okay man selbst eigentlich ist.

Und weil ich nach 100 Jahren Kampf gegen mich selbst auch endlich weiß, wie okay ich bin, habe ich am letzten Samstag zu einer Hochzeit etwas getragen, das ich seit meiner Konfirmation im letzten Jahrtausend nicht mehr getragen habe: ein Kleid. Ein langes, tief ausgeschnittenes, auberginenfarbiges Kleid, das gleich mehrere meiner «Problemzonen» (what the FUCKING FUCK?) richtig schön zur Schau stellt. Erstens: meine Füße in den silbernen Sandaletten. Die habe ich seit Jahren in Strümpfen und Sneakers versteckt, weil das ja wer eklig finden könnte, so patschige Füße mit so rundlichen Zehen. Und meine Piercingnarbe im Dekolleté, die ich auch ewig verdeckt habe, weil das ja wer eklig finden könnte, so Narben. Und das Schlimmste von allen: meine Oberarme, die sich bewegen, wenn sich der Rest von mir bewegt. Sie kennen ja sicher den charmanten Ausdruck «Winkfett»? Genau. Nur mal so nebenbei: Die einzigen beiden Frauen, die ich «kenne», bei denen das Gewebe der Oberarme sich nicht einen Millimeter bewegt, wenn sich die Frau dazu bewegt, sind Gwyneth Paltrow und Madonna, und die gehen, wenn ich den Klatschmagazinen glauben darf, jeden Tag drei Stunden dafür ins Fitnessstudio. Dürfen sie gerne machen, sie sehen ja auch toll aus, aber ich persönlich lese in diesen drei Stunden lieber ein Buch oder koche leckeres Zeug. Und deswegen flattern meine Ärmchen lustig rum, wenn ich lustig rumflattere. Und weißt du was? Das ist okay. Und wenn du das nicht okay findest, dann guck einfach woanders hin.

Es hat, ehrlich gesagt, ein winziges bisschen Überwindung gekostet, mit nackten Füßen und Armen und Ausschnitt aus dem Haus zu gehen (und nebenbei musste ich erst mal ein bisschen üben, wie man nochmal im Kleid geht und sitzt und wieder aufsteht), aber ich habe mich nach nur wenigen Minuten unfassbar schweinewohl im Kleid und in meiner Haut gefühlt, dass ich es selbst kaum glauben konnte. Netterweise habe ich auch von so gut wie jedem Menschen auf der Hochzeit, den ich kannte, ein Kompliment gekriegt – wohl auch, weil alle diese Menschen mich noch nie so gesehen haben. Irgendjemand meinte, ich trüge das alles sehr souverän und als ob ich noch nie was anderes angehabt habe. Und genauso hat es sich auch angefühlt. Souverän. Und glücklich. Und es war scheißegal, dass im Waschzettel die 52 steht anstatt der gesellschaftlich akzeptablen 38. Souverän, Baby. Das machen wir gleich nochmal.

Wieso muss ich an meinem Körper «arbeiten»?

Keiner von uns ist eine Insel, sosehr ich mir das manchmal wünsche. An manchen Tagen wäre es einfacher, ganz alleine auf der Welt zu sein, denn dann wäre niemand mehr da, der sich ein Urteil über mich und meinen Körper erlauben würde. Aber sobald ich einen derartigen Gedanken im Kopf habe, denke ich, ach nee, ist doch ganz nett, dass es andere Menschen gibt. Sie bauen Gemüse für mich an und verkaufen es mir, sie drehen spannende Filme, die ich mir anschaue, sie schreiben Bücher, über denen ich rührselige Tränen vergieße, und sie küssen mich abends vor dem Schlafengehen. (Okay, das macht nur ein Mensch, aber das reicht auch.) Wenn ich also generell der Meinung bin, Menschen im Großen und Ganzen seien nicht so ganz doof, wieso hadere ich manchmal damit, was sie denken? Oder noch beknackter: Was ich *glaube*, was sie denken?

Vielleicht liegt es an den ganzen blöden Bemerkungen, die man so im Laufe seines dicken Lebens abkriegt. Die gackernden Teenager im Café, die auf dich zeigen und flüstern, die abfälligen Blicke im Vorbeigehen oder eben die Sprüche, die dir jemand nachruft.

Dummerweise merke ich mir die Tage, an denen solche Dinge passieren, viel länger als die, an denen der ganze Rest der Welt mich toll findet, mich anlächelt, meine Arbeit würdigt oder mir Blumen schenkt. Der ekligste Moment, an den ich mich immer wieder schmerzhaft erinnere, auch wenn ich nicht will, ist in Berlin passiert, im Zug nach Hamburg. Ich kletterte mit vielen anderen wartenden Menschen in einen Waggon, der schon ziemlich voll war, und versuchte, den Gang entlangzukommen, um in den nächsten Waggon zu gehen. Ich hatte eine kleine Sporttasche dabei, die ich vor mir hertrug, konnte es aber trotzdem nicht verhindern, einer Frau zu nahe zu kommen, als wir uns aneinander vorbeiquetschten, weil wir in verschiedene Richtungen gingen. Sie hätte sagen können: «He, pass doch auf!», oder – was ich sinnvoller und verständlicher gefunden hätte, was aber natürlich viel zu lang gewesen wäre: «Kein Problem, das passiert, ich sehe ja, dass Sie sich bemühen, möglichst wenig Platz wegzunehmen.» Das hat sie aber nicht gesagt. Stattdessen zischte sie mir im Vorbeigehen etwas ins Gesicht, mit dem ich überhaupt nicht gerechnet habe, weil man selbst als dicker Mensch nicht den ganzen Tag darüber nachdenkt, wie man aussieht. Sie sagte nur: «Fette Sau.»

Woraufhin ich zittrig ausgestiegen bin, weil ich unter keinen Umständen mit dieser widerlichen Frau in einem Zug sitzen wollte, und angefangen habe zu weinen. Weil mich diese Bemerkung in ihrem unverblümten Hass so sehr aus der Bahn geworfen hat (im wahrsten Sinne des Wortes), dass ich damit rational überhaupt nicht klarkam. Und an miesen Tagen denke ich immer wieder an diese «Dame» zurück, die mich wahrscheinlich schon längst vergessen hat. Wahrscheinlich hat sie nicht mal groß darüber nachgedacht, was sie mir da ins Gesicht gespuckt hat. Vielleicht gehört sie zu den Leuten, über die ich mich schon vor Jahren in den albernen Nachmittagstalkshows lustig gemacht habe – jene, die zu jedem Satz, der ihnen nicht passte, mit dem Kracher«argument» kamen: «Ey, wie siehst du überhaupt aus?!?» Weil es ja so einfach ist, jemanden zu diskreditieren, der nicht der Norm entspricht. Wobei sich diese Norm dummerweise dauernd ändert und wir ihr immer hektisch und vor allem vergeblich hinterherrennen, um bloß nicht aufzufallen. Bloß nicht anders sein als die anderen, denn das macht angreifbar, wie ich am eigenen Leib erfahren habe.

Vielleicht versuchen wir deshalb, diesen Normen zu entsprechen: um eben nicht aufzufallen. Um uns genau dieses Grübeln zu ersparen, das ich anfangs erwähnt habe: Was denkt wohl der Rest der Welt von mir? Natürlich wollen wir als Individuum wahrgenommen und wertgeschätzt werden. Aber gleichzeitig wollen wir in der Masse verschwinden, denn diese Masse bedeutet Sicherheit. Wenn alle nach rechts gehen, ist es einfacher, weniger anstrengend für mich, auch nach rechts zu gehen. Wenn alle eine bestimmte Hautfarbe haben, ist es einfacher für mich, ebendiese Hautfarbe zu haben. Und wenn alle eine halbwegs einheitliche Körperform haben, dann … he, Moment mal. Wo haben wir bitte eine einheitliche Körperform? Ich könnte sämtliche Kolleginnen, mit denen ich in zehn Jahren in der Werbung zusammengearbeitet habe, nebeneinanderstellen, und ich würde keine zwei finden, deren Körper dem einer anderen gleicht. Ich würde Ähnlichkeiten finden, klar. Kurze Beine, lange Beine, schmale Schultern, kleine Nasen, runde Köpfe, breite Taillen und viele mehr. Aber schon in diesem winzigen Querschnitt von Frauen kenne ich keine zwei, die ich miteinander verwechseln würde, wenn ich mir nur ihren Körper anschaue. Wieso versuchen wir dann trotzdem, «einem Körper» nachzueifern? Dem Körper, der uns in Frauen- und Modemagazinen als der derzeit einzig wahre präsentiert wird: schmale Taille, lange Beine, üppiger Busen – was alles so nicht wirklich an dem jeweiligen Model zu finden ist, sondern digital nachbearbeitet wurde, teilweise, bis die Frau aussieht wie Plastik und nicht mehr wie sie selbst.

Wann hat das eigentlich angefangen, dass wir uns und unseren Körper mit anderen vergleichen? Bevor die Fotografie erfunden wurde, hatten die meisten Menschen dazu überhaupt keine Gelegenheit. Sie kannten die Menschen in ihrer Umgebung, aber das war eine überschaubare Zahl, während wir heute ständig Bildern von anderen Menschern ausgesetzt sind, an denen wir uns – teilweise unbewusst – orientieren. Auch wenn wir vorgeben, uns nicht von ihnen beeinflussen zu lassen, ändern sie unseren Blickwinkel: Je mehr dünne Frauen wir auf Plakaten präsentiert bekommen, desto mehr erscheint uns das als Norm. Und wenn diese Frauen immer dünner werden, erscheinen uns immer dünnere Menschen als Norm – und jeder «normalgewichtige» Körper als zu dick. Vor allem, wenn uns Models, die untergewichtig sind, als «kurvig» präsentiert werden. So habe ich persönlich Claudia Schiffer nie als besonders dünn empfunden, aber selbst sie hatte in den 1990er Jahren einen als untergewichtig geltenden BMI von 17,7. Gisele Bündchens BMI liegt bei gerade einmal 17,4[138], und auch sie empfinde ich optisch nicht als zu dünn. 1990 wogen Models ungefähr 23 Prozent weniger als die Durchschnittsfrau[139]; heute ist ein durchschnittliches Model knapp 1,80 Meter groß, wiegt etwas mehr als 55 Kilo und hat meist zu wenig Körperfett, um zu menstruieren.[140] Ich kann mir noch so oft einreden, dass es für mich völlig utopisch ist, so auszusehen, dass die Bilder nicht echt sind und dass Models aber so was von überhaupt keinen Querschnitt durch die weibliche Bevölkerung darstellen – es nützt nichts; ich schaue sie an und denke: Die Frau ist genau richtig proportioniert, und ich bin es nicht. Was für ein Blödsinn, denn im Zeitalter von Photoshop und Bildbearbeitungssoftware ist kaum ein gedrucktes Bild noch so, wie es fotografiert wurde. Wir begegnen schätzungsweise 600 digital nachbearbeiteten Bildern[141] pro Tag – und viele von ihnen zeigen absolut irreale Körperproportionen.

Mitte des 19. Jahrhunderts tauchten die ersten Fotos in Werbeanzeigen auf, die vorgaben, wie eine Frau auszusehen hatte.[142] Gleichzeitig begannen auch königliche Herrscher und Herrscherinnen neben den Gemälden, die von ihnen angefertigt wurden, Fotos in Auftrag zu geben. Frauen, die für ihre Schönheit gerühmt wurden, hatte es schon länger gegeben, aber das war für die wenigsten nachprüfbar, die nicht in unmittelbarer Nähe dieser Menschen lebten. Nun war zum ersten Mal die beängstigende Möglichkeit vorhanden, diese Schönheit ständig abzulichten und damit eine ständige Überprüfbarkeit zu haben. Die damalige Kaiserin von Österreich Elisabeth (eher bekannt als Sissi) wurde auch wegen ihrer Schönheit berühmt. Je älter sie wurde, desto weniger wollte sie sich allerdings fotografieren lassen, um weiterhin den Mythos aufrechtzuerhalten. Das ist ihr gelungen – außer dem Foto ihrer Totenmaske gibt es kein Bild von ihr, das sie als ältere Frau zeigt.

Bei einer Körpergröße von 1,72 Metern wog Elisabeth zeitlebens rund 50 Kilogramm, die sie durch rigide Diät und viel Bewegung hielt: «Aufstehen im Sommer gegen 5, im Winter gegen 6 Uhr. Dann ein kaltes Bad und Massage. Anschließend Turnen und Gymnastik, ein karges Frühstück. (...) Das Essen (...), oft nur aus ein wenig Fleischsaft bestehend, war in wenigen Minuten beendet. Nach dem Imbiss ein mehrstündiger Spaziergang, besser gesagt ein Gewaltmarsch in großem Tempo in Begleitung einer gehtüchtigen Hofdame.»[143] Ihre Taille ließ sich Elisabeth auf 50 Zentimeter schnüren, was sie oft in Atemnot brachte.[144] In ihre Kleider wurde sie meist eingenäht, um noch schlanker zu erscheinen. Nach heutigen Maßstäben gilt die Kaiserin als magersüchtig – oder bereit für eine Karriere auf dem Laufsteg.

Elisabeth gehört zu den ersten «Prominenten», deren Anblick das damalige Publikum begeisterte. Ob sich die durchschnittliche Wiener Hausfrau ebenfalls auf 50 Zentimeter Taillenumfang schnüren lassen wollte, weiß ich nicht, aber ich kann es mir kaum vorstellen. Im vorigen Kapitel habe ich bereits die

Studie erwähnt, nach der Mitte der 1950er Jahre nur fünf Prozent der amerikanischen Frauen Diät hielten – anscheinend war der Nachahmungseffekt noch nicht so stark wie heute. Doch auch damals gab es Schönheitsideale beziehungsweise eine Vorstellung davon, wie eine Frau auszusehen habe. Und die fanden sich ausgerechnet in Frauenmagazinen.

Seit über hundert Jahren sagen uns diese Publikationen, wie wir aussehen sollten und uns zu fühlen haben: Sie hatten und haben stets genau das zum Inhalt, was die Wirtschaft, die Werbeindustrie und, zu Kriegszeiten, die Regierung gerade am nützlichsten fanden. Betty Friedan zitiert in «Der Weiblichkeitswahn» eine Marketingstudie, die belegt, wie aus Hausfrauen, die nach einem Sinn in ihrem Dasein suchten, Frauen gemacht werden sollten, die sich ständig wegen irgendetwas schuldig fühlen: wegen des schmutzigen Fußbodens (dagegen gibt es tolle Produkte), wegen des nicht ganz so gehaltvollen Essens (dagegen gibt es tolle Produkte) und wegen des nicht normgerechten Körpers (dagegen gibt es tolle Produkte). «Karrierefrauen» wurden als nicht ideale Käuferinnenzielgruppe definiert, denn sie seien «zu kritisch».[145]

Und so begann die Unsicherheit über den eigenen Körper und der Abschied von der eigenen Wertschätzung. Von 1968 bis 1972 stieg die Anzahl von Artikeln in der amerikanischen «Vogue», die sich mit Diäten beschäftigen, um 70 Prozent. Während es im gesamten Jahr 1979 nur 60 Zeitungsartikel zu diesem Thema gab, erschienen 1980 bereits 66 – nur im Januar.[146] Eine Studie untersuchte das Gewicht von Playboy-Centerfolds und Miss-America-Teilnehmerinnen in den 1960er und 1970er Jahren und schloss mit der Bemerkung, dass gerade einmal fünf Prozent aller Frauen zwischen 20 und 29 ähnlich schlank seien wie die Miss-America-Gewinnerinnen zwischen 1970 und 1978.[147]

Heute sehen die Zahlen nicht viel anders aus. 50 Prozent aller Amerikanerinnen tragen Größe 42 oder darüber[148], in Deutschland ist es ähnlich. Trotzdem gelten Models, die eine 42 haben, als «Plus-Size-Models». Kein Wunder, dass uns unser eigener, durchschnittlicher Körper als zu dick vorkommt, wenn der Durchschnitt anscheinend nicht mehr als «normal» gilt. Und so beginnt die nächste Diät, die nächste, völlig irrationale Hoffnung, dass es diesmal klappen wird, und vielleicht denkt man auch über einen Termin im Operationssaal nach.

Kosmetische Chirurgie wird heutzutage als eine völlig normale und problemlose Sache hingenommen. Ich persönlich finde die Vorstellung, in Vollnarkose auf einem OP-Tisch zu liegen, damit mir jemand Fremdkörper wie zum Beispiel Silikonkissen implantiert, alles andere als normal, aber damit scheine ich zu einer hoffnungslos rückständigen Sorte Mensch zu gehören. In Argentinien gibt es Krankenversicherungstarife, die die Kostenübernahme für eine Schönheits-OP alle drei Jahre beinhalten.[149] In Brasilien werden Brustvergrößerungen zur Stärkung des Selbstbewusstseins von der öffentlichen Hand übernommen, weil sie günstiger sind als eine Psychotherapie mit der Patientin.[150] Was einmal fast unschuldig mit Haarefärben und Schminken angefangen hat, ist inzwischen eine 14-Milliarden-Dollar-Industrie, die jährlich um eine Milliarde wächst.[151]

Wir nehmen unseren Körper als formbar wahr. Niemand muss sich mehr damit abfinden, so zu sterben, wie er geboren wurde, nein, ein paar Termine in der Chirurgie, und du kannst ganz anders aussehen, wenn du willst. Aber willst du das wirklich? Kann es sein, dass die vielen Bilder, von denen wir umgeben sind, unsere Wahrnehmung schon so ruiniert haben, dass wir «normale» Körper als unattraktiv wahrnehmen und das künstlich Hinoperierte als Maßstab? Quatschige Fernsehsendungen wie «The Swan» oder «Extrem schön» gaukeln uns vor, wie normal das ist, sich die Nase brechen zu lassen, Fett abgesaugt zu bekommen oder Silikon mit sich rumzuschleppen, das meiner Meinung nach in keinem Körper etwas verloren hat. Ich persönlich finde: Es ist alles andere als normal. Aber Menschen, die so aussehen, begegnen mir nun einmal täglich in Magazinen und auf Großplakaten. Und ob ich will oder nicht – sie beeinflussen, wie ich mich und andere sehe, und sie beeinflussen, wie ich mich fühle. Selbst jetzt, wo ich mich mit meinen Kilos angefreundet habe, selbst jetzt, wo ich weiß, dass so ziemlich jede Werbung von vorne bis hinten nachbearbeitet wurde, selbst jetzt kann ich mich manchmal nicht gegen ihren Einfluss wehren. Natürlich habe ich schlechte Tage, an denen mich ein Bild von Gisele einfach nur moralisch erledigt. Wie soll ich mich selbstbewusst hinstellen und sagen, ich bin okay, wenn der Rest der Welt glaubt, dass Gisele aber okayer ist? Es ist anstrengend und an manchen Tagen fast unmöglich, dick und zufrieden zu sein. Aber es geht. Es muss gehen. Denn die Alternativen klingen für mich barbarisch.

Denn neben den kosmetischen Operationen, die unabhängig vom Gewicht stattfinden können, gibt es noch vielerlei Dinge, mit denen man angeblich überflüssigen Kilos zu Leibe rücken kann. Von den 1950er bis 1970er Jahren war die gängigste operative Methode zur Übergewichtsbekämpfung die Darmverkürzung, die dafür sorgt, dass ein Großteil der aufgenommenen Nahrung nicht verdaut werden kann und wieder ausgeschieden wird. Der Gewichtsverlust ist relativ groß, die Nebenwirkungen allerdings auch: Viele Patienten überlebten schon die ersten Tage nach der Operation nicht. Fünf Jahre nach der OP klagten 58 Prozent der Patienten und Patientinnen über Durchfall, während 88 Prozent unter Mangel an Folsäure und Vitamin B12 litten. 29 Prozent hatten Leberschäden, bei sieben Prozent fanden sich Anzeichen einer Leberzirrhose.[152]

Seit ungefähr 50 Jahren wird noch ein weiteres, völlig gesundes Organ mutwillig beschädigt, um dem bösen, bösen Fett Einhalt zu gebieten. Beim Magen-Bypass wird ein Teil des Magens abgeschnürt; das kann ein Magenband sein, das wieder entfernt werden kann; der Magen kann aber auch irreversibel verkleinert werden. Auch dieser Eingriff wird uns als genauso «normal» wie Brustvergrößerungen verkauft, dabei ist er alles andere als harmlos. «Zwei Prozent der Operierten sterben in den ersten 30 Tagen nach der Operation. Nach einem Jahr sind knapp fünf Prozent der Patienten nicht mehr am Leben. Bei Menschen über 65 Jahre liegen die entsprechenden Zahlen sogar bei 4,8 (Frauen) respektive 11,1 (Männer) Prozent.»[153] 85 Prozent der Operierten klagen über ständigen Durchfall, 64 Prozent müssen sich bis zu neun Jahre nach der Operation oft übergeben.[154] Teilweise können nur noch bis zu 1300 Kalorien am Tag verzehrt werden, bevor der Körper sich mit Schmerzen gegen mehr Essen wehrt. Auch deswegen müssen viele Patienten und Patientinnen wegen Nährstoffmangel behandelt werden. Studien zeigen zusätzlich eine hohe Rate an Depressionen und Selbstmorden bei operierten Menschen.[155] Kein Wunder: Obsessives Essen – denn das führt ja meist erst zu so großem Übergewicht, dass man verzweifelt genug für diese OP ist – hat meist eine Trostfunktion. Sosehr wir uns dafür hassen, zu viel zu essen, sosehr ist Essen auch etwas, das für uns eine bestimmte Funktion hat. Das kann Trost sein, Hilfe, Schutz oder Zuwendung zu uns selbst.[156] Und genau diese Funktion ist auf einmal nicht mehr gegeben, wenn die Möglichkeit, sich mal an einem Becher Eiscreme zu überfressen, weil der Tag mies war, nicht nur mit schlechtem Gewissen bezahlt wird, sondern mit Schmerzen, Durchfall und Brechreiz.

Lohnt sich der ganze Aufwand denn wenigstens? Nein. (Natürlich nicht, möchte ich fast sagen.) In den ersten beiden Jahren nach der OP ist der Gewichtsverlust beachtlich, dann legen die meisten allerdings wieder zu. Manche Menschen erreichen trotz des verstümmelten Magens wieder ihr Ausgangsgewicht. Anscheinend lässt sich unser Körper auch durch Gewaltmethoden nicht austricksen.[157]

Warum wird der Magenbypass dann überhaupt noch durchgeführt? Vielleicht weil viele dicke Menschen sich nicht dagegen wehren. In Linda Bacons Buch «Health at every size» beschreibt ein Operierter seine Gefühle:

«Wir schämen uns, über die negativen Seiten zu sprechen. Schließlich haben wir schon unser ganzes Leben lang versagt, und jetzt versagen wir wieder. Also tun wir so, als wäre alles prima. Wir nehmen die Komplimente hin und machen uns still in die Hose; wir ertragen ebenso still stundenlange fürchterliche Schmerzen, weil wir ein Stück Essen nicht gut genug gekaut haben; wir erdulden die ständigen Krankenhausbesuche, weil wir nicht genügend Nährstoffe aufnehmen können.

Aber was mir wirklich Angst macht, ist die Selbstverleugnung. Kratz mal an der Oberfläche einer ‹Erfolgsgeschichte› – darunter kommt immer jemand zum Vorschein, der sich mit diversen Komplikationen herumschlägt. Die Gehirnwäsche war perfekt: Derjenige hat wirklich geglaubt, am Dicksein zu sterben, er sehnt sich so sehr nach gesellschaftlicher Akzeptanz, dass er nun wirklich meint, er sei nach der Operation gesünder. Unsere Ärzte sagen natürlich dasselbe. Schließlich sind sie es, die die angeblich so guten Resultate herumposaunen und anderen Dicken die OP ans Herz legen.»[158]

Eine weitere Methode zur Gewichtsreduktion, die glücklicherweise nicht mehr durchgeführt wird, ist, sich den Kiefer verdrahten zu lassen. Das heißt, man trägt eine Art Zahnspange, die es einem unmöglich macht, die Zähne auseinanderzunehmen. Flüssige Nahrung kann allerdings verzehrt werden. Was mich sofort daran denken lässt, dass man sich notfalls auch ein Snickers pürieren kann, wenn man unbedingt was Schokoladiges am Kieferverhau vorbeischmuggeln möchte. Wer sich trotzdem überfrisst und sich übergeben muss, hat mit dem verklammerten Kiefer allerdings ein Problem. Mehrere Patienten und Patientinnen dieser Methode sind an ihrem eigenen Erbrochenen erstickt.[159]

Das Tolle an den Methoden, ums Verrecken irgendwie schlank zu werden: Es gibt immer wieder neue. Seit 2009 wirbt ein amerikanischer Chirurg mit dem Tongue Patch[160] – einem Gewebe, das vorübergehend auf die Zunge implantiert wird und das, Achtung, da muss man erst mal drauf kommen, das Kauen sehr schmerzhaft macht. Super Idee. Auch hier kann man sich nur durch flüssige Nahrung ernähren, und ich leg schon mal das Snickers und den Pürierstab raus. Die «New York Times» berichtete im März 2011 über eine Hormontherapie, bei der sich Abnehmwillige jeden Morgen selber eine Spritze geben, in der sich humanes Choriongonadotropin befindet – ein Hormon, das in der Plazenta gebildet wird und der Aufrechterhaltung einer Schwangerschaft dient. Schlappe 1000 Dollar im Monat muss der Patient oder die Patientin hinlegen, um angeblich «an den richtigen Stellen abzunehmen, ohne hungrig zu sein». Ach ja, und er oder sie darf nur 500 Kalorien am Tag essen, das Risiko für Thrombosen, Depressionen, Kopfschmerzen und bei Frauen für Spannungsschmerz in den Brüsten ist erhöht, und niemand hat jemals belegt, dass das Zeug funktioniert.[161] Aber das ist ja nebensächlich. Hauptsache, man tut irgendetwas gegen das Fett.

All diesen Unsinn nehmen wir auf uns, um einem Bild zu entsprechen, dem wir nicht entsprechen können. Und um den

Blicken der anderen standzuhalten, denen wir tagtäglich begegnen: im Bus, bei der Arbeit, bei sozialen Aktivitäten. Vor allem bei Letzterem: Ich habe jahrelang auf Partys erst mal den ganzen Raum abgesucht, um zu sehen, ob vielleicht noch jemand da ist, der dicker ist als ich. Dann war der Abend gerettet, ich war nicht die schlimmste und disziplinloseste und hässlichste Person im Raum, sondern der oder die andere. Und genau diese Person habe ich jahrelang genauso widerlich behandelt, wie andere mich behandeln (jedenfalls im Kopf). Ich habe über sie oder ihn genau das gedacht, was andere meiner Meinung nach über mich denken: Wie kann man sich nur so gehen lassen. Ja, genau. Den neidischen Deppensatz, über den ich schon mal geschrieben habe, genau den habe ich auch gedacht. Ich bin genauso bescheuert und vorurteilsbelastet gewesen wie alle anderen auch, bevor ich mir selbst zugestanden habe, kein schlechter Mensch zu sein, nur weil ich dick bin. Warum sollten andere Menschen dann nicht auch okay sein?

Aber das war ein Umdenkprozess, der erst allmählich stattgefunden hat. Wenn man damit aufwächst, dass die ganze Welt Fett widerlich findet, dann glaubt man das eben irgendwann. Selbst wenn es einen selbst betrifft, was es so schizophren macht, in einem dicken Körper zu leben. Wie soll man sich akzeptieren, wenn man das nicht mal bei anderen schafft? Aber genau das ist der Beginn des Umdenkprozesses: Sich selbst anzunehmen bedeutet, auch andere anzunehmen. Und es bedeutet, dass das tägliche Leben, in dem man dauernd Menschen begegnet, eindeutig angenehmer wird.

Wie gesagt: Ich war jahrelang genauso doof wie die Menschen, denen ich das heute vorwerfe. Wenn ich dicke Menschen in nicht ganz perfekt sitzenden Klamotten gesehen habe, habe ich gedacht, jetzt reiß dich doch mal zusammen und kauf dir eine bessere Hose – du machst es allen schlanken Menschen viel zu einfach, über dich zu lästern. Dass ich mich selbst jahrelang in viel zu weiten Hosen und Jungsshirts versteckt habe, damit niemand ahnt, wie ich unter den Klamotten aussehe, ist mir auch erst viel zu spät aufgefallen. Deswegen trage ich heute durchaus körperbetonte Kleidung (und alternierend weite Hosen und Jungsshirts, weil ich sie mag), denn ich ahne allmählich, dass niemand wirklich glaubt, dass ich unter diesem schwarzen Kaftan in 52 in Wirklichkeit eine 36 trage. Also: Wieso nicht die Kleidung tragen, in der man sich wohl fühlt? Wenn du dich in Skinny Jeans magst, zieh sie an. Wenn mein Lieblingsshirt über dem Bauch spannt, kann das dem Rest der Welt egal sein. Es ist mein Lieblingsshirt, und ich fühle mich wohl darin, fertig, aus. Und dass man dabei sieht, dass mein Bauch nicht gerade schlank ist – ja, nun gut, das sieht man mir an so ziemlich jeder anderen Körperstelle auch an. Ich kann mich nicht verstecken, auch wenn mir die putzigen Kataloge für Dickenmode immer was von «streckend» und «kaschierend» erzählen, was aber wahrscheinlich trotzdem niemanden davon überzeugt, dass ich unter diesem schwarzen Kaftan … du weißt schon. Dann kann ich auch buntes, gutgelauntes und enges Zeug anziehen, wenn ich mir darin gefalle.

Seit ich genau das tue – die Kleidung anziehen, in der ich mich wohl fühle – unterstelle ich allen anderen Menschen auf dieser Welt, dass sie genauso denken. Vielleicht mag der dicke Mensch auf der Party eben genau diese Hose und dieses Shirt so gerne, dass es ihm oder ihr egal ist, dass es nicht perfekt sitzt. Wobei das bei Übergrößen eh meistens Wunschdenken ist. Wenn ich dir also nach meinen ganzen Ratschlägen – mach keine Diät, iss gutes Zeug – noch einen geben darf, dann den hier: Hör auf, andere Frauen zu beurteilen. Lies keine Klatschzeitungen mehr, in denen Frauen danach abgeurteilt werden, wie dick oder dünn sie sind. Lästere nicht mit deinen Freundinnen über andere Frauen, selbst wenn du ganz tief in dir drin die Kleidung der betreffenden Person unfassbar hässlich findest und ihr eine bessere Frisur wünschst. Bitte auch deine schlanken Freundinnen, andere Frauen nicht mehr über ihr Äußeres zu definieren. (Die Schlanken leiden nämlich genauso unter dieser Vorverurteilung wie dicke Menschen und machen sich bescheuerterweise den gleichen Kopf.) Schreib in deinem Blog oder auf Twitter nicht, wie fürchterlich die Tante dir gegenüber in der Bahn aussieht. Lass es einfach. Die innere Lästerschwester, von der ich im Blogeintrag geschrieben habe, ist schon viel zu lange deine Begleiterin. Natürlich ist es einfach, sich von anderen abzugrenzen, sich selbst zu überhöhen und kurzfristig für etwas Besseres zu halten, indem man andere Menschen kleinmacht. Aber mal ganz ehrlich: Es ist auch ziemlich armselig. Man fühlt sich selber wirklich besser, wenn man bei anderen nicht immer das Negative sucht. Wenn du dich auf das Positive konzentrierst, wirst du selber mit dir auch deutlich gnädiger umgehen, wenn du abends vor dem Spiegel stehst und mal wieder gewohnheitsmäßig an dir rumhaderst. Auch das ist irgendwann vorbei.

Ich kann mich an den Moment erinnern, als mein Körper auf einmal nicht mehr das dicke Ding war, das irgendwie an mir dranhängt. Bei uns im Flur steht ein Ganzkörperspiegel, vor den ich allerdings unsere stets überfüllte Garderobe geschoben hatte. Denn für mich war es jahrelang fürchterlich, in den Spiegel zu schauen. Ich wusste ja, wer da zurückguckt: diese dicke, undisziplinierte Person, die zu blöd ist, so auszusehen wie die Mädels aus dem Fernsehen. Seit ich aber auf mein Essen achte und es zelebriere, seitdem Nahrung nicht mehr mein Feind ist, sondern meine beste Freundin, seitdem ist mein Körper auch nicht mehr das willenlose Fleisch, das ständig diesem Feind erliegt. Stattdessen ermöglicht er es mir, zu Fuß auf den Markt zu gehen oder zum liebsten Gemüsehändler, ohne sich darüber zu beklagen, dass er sich gerade bewegen muss. Ganz im Gegenteil: Ich freue mich darauf, mit ihm durch die Gegend zu gehen. Vielleicht als kleine Wiedergutmachung dafür, dass ich Sport immer als Zwang gesehen habe, während ich Bewegung heute als etwas Tolles wahrnehme. Sie muss ja nicht auf dem Heimtrainer stattfinden, wo eine Kalorienanzeige blinkt und eine Uhr auf 0 runterzählt. Stattdessen setze ich den iPod auf und gehe ein-, zweimal um den Block. Oder ich steige ein paar Stationen früher aus dem Bus aus, der mich von der Arbeit nach Hause bringt. Oder gehe eben zu Fuß zum Einkaufen, anstatt das wie früher mit dem Auto zu erledigen. (Man kann übrigens eine Menge schöner Bücher weglesen, wenn man im Bus oder in der U-Bahn sitzt, anstatt genervt im Stau zu stehen.) 30 Minuten Bewegung am Tag reichen schon aus, um den meisten Zivilisationskrankheiten vorzubeugen.[162] Das kriege ich hin. Auch als dicker Mensch.

Mein Körper ermöglicht es mir auch, Genuss zu empfinden, den ich mir jahrelang versagt habe. Ich kann seinen Gaumen trainieren, und er dankt es mir mit immer neuen Wahrnehmungen bei unbekannten Kräutern und Gewürzen oder der neuen Flasche Rotwein. Ich höre inzwischen auf ihn, wenn er mir sagt, dass er hungrig oder durstig ist, anstatt ihn mit Zeug vollzuschütten, weil ich das nun einmal so gewohnt bin. Ich stelle überrascht fest, dass ich seinen Signalen nach einigen Monaten vertrauen kann. Wenn ich mich mit Freunden oder Freundinnen verabrede und wir im Café sitzen, frage ich meinen Körper innerlich, auf was er Lust hat. Und selbst wenn alle anderen am Tisch sich etwas zu essen bestellen – wenn mein Körper mir sagt, du, mir reicht jetzt wirklich ein großer, heißer Milchkaffee, dann bekommt er genau das. Das ist nicht ungesellig, und ich empfinde es nicht als Verzicht, so wie früher, als ich mir nichts zu essen bestellt habe, weil ich Kalorien gezählt habe oder als dicker Mensch einfach nicht beim Essen gesehen werden wollte. Stattdessen weiß ich inzwischen, dass mein Körper mir genau sagen kann, was er braucht, und danach kann ich mich vertrauensvoll richten. Ich bin nicht verfressen, wenn ich Spaghetti bestelle, obwohl die anderen nur Kaffee trinken. Und ich werde nicht verhungern, wenn ich jetzt gerade nichts esse, obwohl alle anderen spachteln. Mein bescheuerter Kopf zieht allerdings nicht immer mit; der glaubt jetzt, der Rest der Welt denkt, dass ich gerade auf Diät bin. Blöder Psychoschädel.

Weil ich meinem Körper inzwischen vertraue und er mich genauso freundlich behandelt wie ich ihn, habe ich nach einigen Monaten meinen Kleidungsstil geändert und mich öfter getraut, bunte, enge Sachen zu tragen statt der schwarzen Zelte oder der Jungsklamotten. Dazu musste ich wohl oder übel mal in den Spiegel schauen. Ich weiß nicht, warum, aber es hatte sich bei mir wirklich eingebürgert, beim Blick in den Spiegel automatisch den Mund zu verziehen. Das war ein Reflex, den ich mir in jahrelangem Selbsthass prima antrainiert hatte. Ich gucke, ich verziehe, ich gucke noch kritischer, ich kriege schlechte Laune, ich esse Schokolade, ich kriege noch schlechtere Laune, ich esse noch mehr Schokolade. Hat immer funktioniert. Aber eines Tages hatte ich mir eine neue schwarze Hose gekauft, dazu eine taillierte blaue Jacke, einen violetten, langen Schal dazu und die viel zu teure Tasche, um die ich wochenlang rumgeschlichen bin. Ich habe alles zu Hause angezogen und mich vor den Spiegel gestellt, fest darauf gefasst, dass alles, was mir im Laden so gut gefallen hat, zu Hause wieder blöd aussieht. Und dann stand ich da vor dem Spiegel und sah mich an und dachte: Ach guck. Das sieht immer noch nicht wie Gisele aus. Aber es sieht wie Anke aus. Und nicht-verzogene Mundwinkel stehen mir richtig gut. Genau wie die Hose und die Jacke und der Schal und die Tasche. Ich bleib hier einfach noch ein bisschen stehen und schau mich an. Guck mal, wie prima die neue Frisur aussieht. Und wie die Ohrringe zur Geltung kommen, jetzt, wo ich nicht mehr die Haare drüberwerfe. Und wie schön mein kleiner, dicker, faltenfreier (Unterhautfettgewebe ist phantastisch!) Hals wirkt mit dem Schal drum. Und wie wohl ich mich gerade fühle. Ich glaube, das feiere ich mit einem Glas Rotwein. Und Schokolade.

Ich will so bleiben, wie ich bin

Ja, das ist Absicht, dass ich den Slogan von Diätlebensmitteln als Überschrift für das Kapitel «Körperakzeptanz» gewählt habe, weil ich ihn so widerlich verlogen finde wie kaum einen anderen. Diätprodukte sagen dir nämlich genau das Gegenteil: Du sollst nicht so bleiben, wie du bist, sondern dünner werden. Denn nur dünne Menschen dürfen sich so wohl fühlen, wie sie sind. Und nur dünne Menschen haben Beziehungen, tolle Jobs, viele Freunde, gehen dauernd auf Partys und amüsieren sich dort wie Bolle, gehen schwimmen, campen und shoppen und sind überhaupt den ganzen Tag lang glücklich. Und dicke Menschen nicht. Klingt völlig beknackt? Ist es auch. Und trotzdem habe ich das jahrzehntelang geglaubt.

In amerikanischen Fat-Acceptance-Weblogs habe ich den Ausdruck «the fantasy of being thin»[163] gefunden. Vielleicht kennst du das auch: Du stellst dir vor, wie sich dein Leben auf einmal zum Besseren ändert, wenn du nur diese 5, 15 oder 50 Kilo abgenommen hast. Auf einmal gehst du gerne auf Partys, weil du eben nicht mehr den ganzen Raum absuchen musst, ob noch jemand dicker als du ist, was dir die Erlaubnis gibt, dich zu amüsieren. Auf einmal unternimmst du viel mehr, bekommst bei jedem Vorstellungsgespräch eine Zusage, und natürlich wird der Mensch, in den du schon ewig verknallt bist, sich für dich entscheiden – jetzt, wo du dünn bist und damit jemand ganz anderes als vorher. Klingt genauso beknackt wie der Absatz da oben? Ist es auch. Und trotzdem habe ich das jahrzehntelang geglaubt.

Ich sag dir mal was: Du bist immer noch du, ganz egal, wie viel oder wie wenig du wiegst. Das mag sein, dass eine Diät kurz dein Selbstbewusstsein hebt – ich kann mich gut daran erinnern, dass mir das so ging –, aber sobald die Kilos wieder drauf sind, ist auch das Selbstbewusstsein wieder weg. Auch daran kann ich mich erinnern, und es sind keine schönen Erinnerungen. Warum es so schwer ist, sich selbst in einem dicken Körper zu akzeptieren, ist das Perfide an der «fantasy of being thin»: Sie gaukelt uns vor, wir würden jemand anders werden, wenn wir dünner wären. Jemand, der viel toller, klüger, spannender, erfolgreicher ist. Sich selbst anzunehmen, wie man ist, bedeutet nicht nur, sich als dicker Mensch anzunehmen, sondern auch als jemand, der vielleicht schüchtern ist, komplett unfähig für Gesellschaftsspiele, der keine Fremdsprache spricht, Schlümpfe sammelt und selten auf Partys geht, weil es zu Hause auf dem Sofa so schön kuschelig ist. Was auch immer dich ausmacht: Das bist du. Nicht dein dicker Hintern. (Der wahrscheinlich eh nicht so dick ist, wie du glaubst.)

Das Problem mit der Vorstellung, das Dicksein sei schuld an allem, ist, dass man sich selbst zu wenig traut und zutraut. Ach, den Job krieg ich eh nicht, ich bin zu dick. Ach, den Urlaub mach ich später, wenn ich dünner bin und in Shorts besser aussehe. Ach, den Typ quatsche ich erst an, wenn ich weniger wiege. Ach, die Klamotten kaufe ich mir erst, wenn ich eine kleinere Kleidergröße im Etikett sehe. Unter uns: Dein Lebenslauf beeindruckt, auch wenn du Größe 46 trägst. (Oder 36 oder 56.) Wenn du erst mal im Urlaub bist, ist es total egal, wie du in Shorts aussiehst – du bist im Urlaub, genieß das, verdammt nochmal. Vielleicht hat der Typ, den du anschmachtest, genau auf dich gewartet, und vielleicht siehst du in diesen neuen Klamotten ganz großartig aus – du musst sie nur anprobieren.

Ich weiß, das klingt alles nach: «Glaub an dich, du bist toll, und die Welt wird von heute auf morgen ein Paradies.» Ich weiß auch, dass ich das nie glauben konnte, bis ich es eben geglaubt habe. Okay, die Welt ist immer noch kein Paradies, aber ich habe mich inzwischen mit mir und meinem Körper angefreundet. Das war übrigens kein bewusster Schritt. Es funktioniert nicht, sich vor den Spiegel zu stellen und sich zu sagen, wie großartig man sich findet, wenn man sich in Wirklichkeit fett und elend fühlt. Ich glaube aber, dass es ein Schritt in die richtige Richtung sein kann, sich und seine Fähigkeiten zu würdigen. Wir werden tagtäglich mit Bildern bombardiert, denen wir nicht entsprechen können – da ist es doch kein Wunder, wenn wir manchmal an uns verzweifeln, selbst wenn wir liebevolle Mütter sind, einen tollen Job haben, ein eigenes Dach über dem Kopf, gute Freunde oder was auch immer dir in deinem Leben wichtig ist. Vielleicht hilft es, dir das ab und zu mal zu sagen, anstatt dich dauernd dafür auszuschimpfen, dass du nicht einem völlig irrealen Bild entsprichst.

Mein Weg zur Körperakzeptanz hat mit dem guten Essen angefangen. Dem «guten» Essen, nicht dem gesunden, kalorienarmen, bewussten oder was weiß ich. Nein, dem guten. Dem Essen, auf das ich jetzt so richtig Lust hatte. Dem Essen ohne schlechtes Gewissen, ohne Selbstvorwürfe, ohne an Kalorien zu denken und was ich mir dafür später verkneifen muss, wenn ich jetzt diesen einen Riegel Schokolade esse. Ich esse gut, denn ich bin es mir wert. Ich sorge gut für mich, denn ich bin es mir wert. Ich bin kein schlechter Mensch, nur weil ich dick bin. Ich habe ein Recht darauf, mich wohlzufühlen und mich gut zu finden. Das dürfen schlanke Menschen ja auch. Die dürfen sogar chipsessend vor dem Fernseher rumgammeln, ohne dafür angepampt zu werden, aber das ist ein anderes Thema.

Die Unterscheidung zwischen «gutem» und «gesundem» Essen werfe ich übrigens auch ansonsten wohlmeinenden

Menschen wie Jamie Oliver und Sarah Wiener vor. Ich finde es großartig, dass sie Kindern das Kochen beibringen wollen, dass sie ihnen zeigen wollen, wie lecker Gemüse sein kann und wie toll es ist, sich selbst eine Mahlzeit zuzubereiten, die nicht eingeschweißt aus dem Supermarkt kommt. Was mich an den beiden allerdings wahnsinnig macht, ist der blöde Gesundheitsansatz. Klar bekommt man so die Eltern dazu, die Kinder in die Kurse zu schicken, weil Eltern eben empfänglich dafür sind, wenn man ihnen sagt, dass ihre Kinder quasi noch vor der Pubertät sterben und / oder elendig verfetten, wenn sie nicht endlich mehr Paprika essen.

Ich glaube, genau dieses Argument macht es vielen von uns so schwer, sich für gutes Essen zu entscheiden. Keiner von uns isst freiwillig mehr Grünzeug, weil es angeblich gesund ist, genau wie niemand mit dem Rauchen aufhört, weil es ungesund ist. Ich glaube, die Menschen hören mit dem Rauchen auf, weil der Husten irgendwann nervt, weil die Klamotten stinken, weil es zu teuer ist oder weil man schwanger wird. Keiner denkt sich: «Oh, stimmt, Rauchen verursacht Krebs. Das habe ich wirklich nicht gewusst», und drückt die Kippe im Ascher aus. Genauso wenig fangen Leute an, Salat zu lieben, weil er gesund ist. Wir fangen an, Dinge zu tun, weil wir sie tun *möchten*, nicht weil wir müssen. Ich wollte irgendwann gutes Essen zu mir nehmen, weil es schmeckt, und nicht, weil ich damit vielleicht dünner oder gesünder werden würde. Und das wäre für mich auch ein viel besserer Ansatz für die ganzen Promi-Kochkurse: Kindern (und Erwachsenen) beizubringen, dass es schmeckt. Völlig egal, dass es zufällig auch noch besser für deinen Körper ist als der Glutamatklotz aus der Tiefkühltruhe.

Zurück zu mir: Je weniger ich selber an mir rumgemäkelt habe, desto mehr habe ich mich in meinem Körper wohl gefühlt. Ich will nicht sagen, dass ich mich von heute auf morgen großartig fand. (Das wäre ja auch zu schön.) Ich konnte nicht von heute auf morgen abstellen, mir beim Klamottenkauf bei den Übergrößen alle Twix-Riegel vorzuwerfen, die ich jemals in meinem Leben gegessen habe. Ich konnte nicht von heute auf morgen damit aufhören, beim schnellen Seitenblick in ein spiegelndes Schaufenster zu denken, ach du Scheiße, bist du fett. Und ich konnte nicht von heute auf morgen damit aufhören, mir darüber Gedanken zu machen, was wohl der Rest der Welt von mir denkt. Das war allerdings netterweise das Erste, was weniger geworden ist. Ich habe mir selbst durch das gute, freudvolle Essen vermittelt, dass es mir gutgeht. Und wenn es mir gutgeht, ist es mir lustigerweise völlig egal, was der Rest der Welt von mir denkt. Vielleicht geht dir das ähnlich: Wenn man eine Laufmasche hat, glaubt man, sämtliche Menschen, die einem begegnen, gucken nur da hin. Wenn die Friseurin sich verschnitten hat, gucken alle nur auf meine Haare, wenn ich einen Pickel auf der Nase habe, gucken alle nur auf die Nase und so weiter und so fort. Der Körper hat so viele Stellen, mit denen man hadern kann, weswegen ich immer gedacht habe, alle gucken nur auf mich und meinen unperfekten Körper. Dabei habe ich natürlich völlig ignoriert, dass der Rest der Welt genauso selbstbezogen ist wie ich und wahrscheinlich das Gleiche denkt. Ich wiederhole mich gerne: BEKNACKT.

Es gibt ein ganz einfaches Experiment, das dir diesen Blödsinn aus dem Schädel klopft. Setz dich in die nächste S-Bahn. Und anstatt in dein Buch zu schauen oder aus dem Fenster, guck mal in der Gegend rum. Guck wirklich mal intensiv, wer genau wie du in der Gegend rumguckt. Du wirst feststellen, dass es verdammt wenige Menschen sind. Denn den meisten Menschen bist du, tut mir leid, wenn ich das so hart und gleichzeitig so befreiend sagen muss: total egal. Warum sollte irgendjemand auf deinen Pickel gucken? Wahrscheinlich haben alle deine Mitpassagiere in der U-Bahn genug Probleme in ihrem eigenen Leben, an die sie denken – da ist ein Pickel auf einer wildfremden Nase aber so was von egal. Wenn du selber aufhörst, deinen Körper so wichtig zu nehmen, wirst du merken, dass du gleichzeitig aufhörst, die anderen so wichtig zu nehmen – die dich wahrscheinlich sowieso noch nie angeguckt oder verurteilt haben. Außer dämliche Frauen mit mieser Kinderstube in überfüllten Zügen.

Und auch das Schreckgespenst Schaufenster oder Klamottenkauf lässt sich erledigen. Wenn ich jetzt an einem Schaufenster vorbeigehe, denke ich immer noch, Mann, bin ich fett, aber es ist nur eine Feststellung. Ja, ich bin fett. Na und? Dafür bin ich aber gerade auf dem Weg zu meinem tollen Job oder ins Kino oder ins Café, um Freunde zu treffen, und das ist viel wichtiger und vor allem spannender, als mich weiter mit einem Schaufenster auseinanderzusetzen. Mein Spiegelbild schockiert mich nicht mehr; es löst keine Minderwertigkeitsgefühle oder Selbsthass mehr aus. Es zeigt mich einfach nur, wie ich nun mal bin. Ganz wertfrei. Ich bin ich, und so sehe ich aus.

Genauso beim Klamottenkauf. Klar ist es für uns Dicke schwieriger, schöne Kleidung zu finden, die aus halbwegs vernünftigen Materialien gefertigt ist und kein Monatsgehalt kostet. (In diesem Zusammenhang: Wer ist jemals auf die Idee gekommen, dicke Menschen in Polyester einzukleiden? Wir schwitzen sowieso etwas schneller als dünne Menschen – können wir dann bitte wenigstens ein paar Shirts und Hosen aus Baumwolle kriegen? Danke.) Aber es ist möglich, sich so einzukleiden, wie du dir gefällst. Notfalls muss eine Schneiderin oder ein Schneider nachhelfen, aber es geht. Und wenn dir dein Spiegelbild zu Hause keine Angst mehr macht, dann auch nicht der Spiegel in der Umkleidekabine. Klar poppen auch hier ab und zu noch die blöden Satzfetzen auf, mit denen man sich jahrelang selbst kleingemacht hat: «Das kann ich nicht anziehen. Das sieht so schlimm aus.» Aber ich habe inzwischen gelernt: Ich kann alles anziehen. Und es sieht nicht schlimm aus, sondern nur ungewohnt. Denn während wir mit dünnen Menschen auf Anzeigen und Plakaten bombardiert werden, fehlen die dicken Menschen total. Es fehlen ja sogar die «normalen» Menschen, und deswegen – ich wiederhole das gerne nochmal – empfinden wir «normal» inzwischen als «zu dick».

Ich bin es gewohnt, nur sehr schlanke Menschen in Leggings und Kleidern zu sehen. Aber auf einmal war mir das egal. Ich wollte ein Kleid tragen, und weil es Winter war, wollte ich darunter Leggings anziehen. Also kaufte ich mir ein violettes, knielanges Wollkleid, trug meine Lieblingskette aus Silber mit einem violetten Stein, kramte meine hohen Absätze wieder aus dem Schrank, die ich schon ganz nach hinten gestapelt hatte, weil davor die ganzen Kartons mit den bequemen Sneakers standen, und stellte mich so vor den Spiegel. Und mir ging es wie mit der neuen schwarzen Hose und der blauen Jacke: Es sieht so was von überhaupt nicht nach irgendwelchen Modemagazinen aus. Aber es sieht nach mir aus. Und so bin ich mit meinen dicken Beinchen in hautengen Leggings durch die Gegend gestapft, und es hat niemanden, wirklich niemanden interessiert. Vielleicht auch, weil ich keinen demütigen, entschuldigenden Gesichtsausdruck hatte, weil ich ja dick bin, weswegen ich mich 24 Stunden am Tag lang schämen muss. Stattdessen habe ich mich in meiner Haut absolut wohl gefühlt. Es hat ein bisschen Überwindung gekostet, klar. Natürlich hatte ich Angst vor irgendwelchen Sprüchen, aber anscheinend hatte die Welt an diesem Tag einen guten Tag, und es war alles in Ordnung. Der ganze Abend hat mir sehr viel Kraft gegeben – mehr als es mir meine abgenommenen 25 Kilo jemals gegeben haben. Ich habe an dem Abend gelernt, dass es okay ist, so zu sein, wie ich bin. Ich muss nicht dünner werden, und ich muss niemand anders sein. Ich bin in Ordnung, so wie ich bin. Und du bist in Ordnung, so wie du bist.

Ich habe am Anfang des Buchs vom Gute-Laune-Perpetuum-Mobile gesprochen, von der ständigen Wiederholbarkeit von Genuss, indem man selbst kocht. Das funktioniert auch hervorragend mit der eigenen Optik. Ich weiß, wie schwierig es ist, sich gegen die vielen dünnen Bilder zu wehren und sich trotzdem wohl in seinem eigenen, dicken Körper zu fühlen. Deswegen: Schaff dir Gegenpole. Es gibt in diesem wunderbaren Internet diverse Seiten und Bilderpools, in denen sich dicke Frauen in ihren Lieblingsklamotten fotografieren. Das hört sich erst mal seltsam an, aber für mich persönlich war es eine absolute Wohltat, dicke, gutgelaunte Frauen in schönen, eleganten, sportlichen, ausgeflippten, quietschbunten Klamotten zu sehen, die sich augenscheinlich rundum wohl in ihrer Haut fühlen. Meine liebste Anlaufstelle ist eine Flickr-Gruppe namens Fatshionista, wo es jeden Tag etwas Neues zu sehen gibt. Den Link zu den Damen, wie auch viele andere, hoffentlich hilfreiche Links findest du im Anhang dieses Buchs.

Und so wie ich mir eine Liste mit Mahlzeiten gemacht habe, die ich gekocht habe und die ich gerne nochmal essen würde, habe ich auch angefangen, mich selbst zu fotografieren. Das ist für viele dicke Menschen die Strafe schlechthin: sich ablichten zu lassen. So für die Ewigkeit. Auf immer festhalten, wie eklig man aussieht. Den Spieß drehe ich gnadenlos um: Immer, wenn ich mich in meinen Klamotten oder mit diesen neuen Ohrringen oder mit diesem wilden Make-up besonders wohl fühle, mache ich davon ein Foto. Dafür nutze ich bequem meinen Laptop, der eine eingebaute Kamera hat, und schieße so ein Selbstporträt nach dem nächsten. Meist kostet es zwei oder drei Versuche, aber dann gefalle ich mir auf einem Bild, speichere es ab und denke nicht mehr daran. Erst an den Tagen, an denen die Welt mal wieder doof war und ich dabei bin, alle meine Stärke und Kraft zu vergessen, mache ich den Ordner mit den Fotos wieder auf. Und sehe mir an, wie debil grinsend ich da im Büro sitze. Oder hier, wo ich modelmäßig rumpose, mit albernem Schmollmund und den Händen in den Haaren. Oder hier, wo ich die Zunge rausstrecke, weil ich schon immer mal wissen wollte, wie ich dabei aussehe. Oder hier, wo ich aus vollem Halse lache, während der Kerl hinter mir Grimassen schneidet. Oder hier, wo ich geradeaus gucke, ohne große Pose und einfach zufrieden aussehe. Wie Anke eben. In Ordnung eben.

Mit den Fotos von dir kannst du auch eine weitere «Motivationshilfe» aus deinen Diätzeiten ins Positive verkehren. Die Idee hast du bestimmt auch schon mal gehört: Such dir das schlimmste Bild von dir und kleb es an den Kühlschrank, damit du daran erinnert wirst, wie widerlich du bist, wenn du dir einen Schluck Milch für den Kaffee holen willst. Ganz tolle Idee. Welcher Sadist ist bloß auf so einen Mist gekommen? Was für eine Art «Motivation» ist es, sich selbst zu hassen? Dass daraus nichts Gutes werden kann, sollte man eigentlich gar nicht erwähnen müssen, aber anscheinend muss man's doch.

Oder die Methode, dir Kleidung zu kaufen, in die du nicht reinpasst. Der diätlebende Mensch weiß, was kommt: «noch» nicht reinpasst. Überraschung: Die teure Hose ist genauso wenig motivierend wie dein Hassfoto, denn alles, was sie dir sagt, ist: Du bist nicht in Ordnung, so wie du bist. In einem amerikanischen Weblog habe ich den wunderbaren Ausdruck «depression pants» für diese Art Kleidungsstücke gefunden, den ich sehr treffend finde. Denn selbst wenn du dich irgendwann in diese Hose reingehungert hast, wirst du mit sehr großer Wahrscheinlichkeit irgendwann wieder nicht mehr reinpassen. Und anstatt sie wegzuwerfen, wird sie noch jahrelang im Schrank verbleiben und dich immer wieder daran erinnern, dass du disziplinlos bist und versagt hast. Klingt genauso sinnvoll wie das Kühlschrankfoto und macht genauso viel schlechte Laune.

Anstatt dich mit derartigen «Motivationen» fertigzumachen, solltest du dich feiern. So wie du bist. Ich kenne dich nicht, aber ich gehe fest davon aus, dass du in deinem Leben schon was geschafft hast, auf das du stolz bist. Dein Job? Deine Kinder? Deine Doktorarbeit? Deine Schlumpfsammlung? Es gibt garantiert etwas, was dir gelungen ist und auf das du stolz bist. Ja, verdammt nochmal, stolz sein solltest. Definier dich nicht über dein Gewicht, sondern über die wichtigen Dinge, die dein Leben ausmachen.

Meiner Meinung nach führt jedes kleine Stückchen Stolz zu einem besseren Körperbewusstsein. Und wenn es nur der Stolz darauf ist, endlich das Altpapier zum Container getragen zu haben. Klopf dir für irgendwas auf die Schulter und halt dieses Gefühl fest. Dieses: «Ich bin etwas wert. Ich bin gut in etwas. Ich bin stolz auf mich.» Und wenn du neben den vielen, vielen Dingen, die du kannst und in denen du gut bist, nicht gut darin bist, Diät zu halten, scheiß drauf. Ich bin nicht gut darin, Fenster zu putzen, und ich leide darunter kein bisschen.

Ich glaube, dass dicke Menschen, die auf sich stolz sind, die sich etwas wert sind und die sich um sich selbst liebevoll und ohne Selbsthass kümmern, automatisch gesünder sind als Menschen, die vielleicht einen «gesunden» BMI haben, aber damit hadern und sich eklig finden – ein gesunder Geist in einem gesunden Körper eben. Und ich glaube, dass, wer respektvoll mit seinem Körper umgeht, anstatt ihm dauernd etwas vorzuwerfen, ihn eher zu schätzen weiß und ihn vielleicht sogar akzeptieren kann. Ich weiß, dass Körperakzeptanz sehr, sehr schwierig ist, weil sie uns viel zu selten vorgelebt wird. Es gibt viel zu wenige «normale» oder dicke Schauspielerinnen in Film oder Fernsehen, die wir als Vorbilder nehmen können. Es gibt viel zu wenige «normale» oder dicke Sängerinnen, Moderatorinnen, Autorinnen, Politikerinnen, Vorstandsvorsitzende oder andere Frauen in der öffentlichen Wahrnehmung, die ein Gegengewicht setzen könnten zu den ganzen dünnen Frauen, von denen wir umgeben sind. Nochmal: Ich verurteile keine dünne Frau dafür, dass sie dünn ist und vielleicht Dinge tut, die ich nicht tun würde, um dünn zu bleiben. Und ich weiß auch, dass selbst schlanke Menschen Probleme mit ihren Körpern haben, denn man kann ja leider nie schlank genug sein. Deswegen halte ich es für noch wichtiger, mehr Körperdiversität zu zeigen: in der Werbung, im Film und im Fernsehen. Wir brauchen ein gesellschaftliches Klima, in dem es akzeptiert ist, so auszusehen, wie man nun einmal aussieht. Wir brauchen weniger Vorurteile, weniger Hysterie und weniger Angst. Wir brauchen mehr Freude am Essen und der Bewegung, wir brauchen mehr Vielfalt, und wir brauchen mehr Selbstbewusstsein. Und das fängt ganz allein bei dir an.

(Und nach dieser tollen Predigt haben wir uns alle eine Runde selbstgebackene Kekse verdient. Ich bin mal eben in der Küche.)

Blogeintrag 19. November

Same, same, but very different

Als Lu im August letzten Jahres vorbeikam, um dem Kerl und mir besseres Essen beizubringen, war ihr Plan, uns zum Abnehmen zu kriegen. Mein Plan war eher, mal wieder nach einem Strohhalm zu greifen, um Frieden mit mir und meinen Kilos zu schließen. Oder abzunehmen. Oder die Weltformel auf dem Silbertablett präsentiert zu kriegen, mit der ich glücklich werde, ob mit oder ohne dicken Hintern. Oder abzunehmen. Oder in Ruhe gelassen zu werden. Oder abzunehmen. Ich weiß es nicht mehr, ich weiß nur noch, dass ich eigentlich schon vorher wusste, dass ich nicht abnehmen würde, weil ich verdammt nochmal einfach nicht mehr abnehmen wollte. Eigentlich war das Thema schon für mich durch, weil es mich mürbe gemacht hatte, das ewige Auf und Ab, die konstanten Selbstvorwürfe, das Abnehmen-High und das Wieder-Zunehmen-Extra-Low. Denn das Abnehmen ist überhaupt nicht schwierig – das Halten des geringeren Gewichts ist das Fiese, das bei mir noch nie funktioniert hat. Abgenommen hatte ich schon tausendmal (mindestens), aber zugenommen eben auch.

Ich machte also bei so ziemlich allem, was Lu zum Thema «mehr Sport» und «weniger Kohlehydrate» sagte, ein freundliches Gesicht und schaltete das Gehirn auf Durchzug. Dafür hörte ich anscheinend sehr gut zu bei allem, was sie zum Thema «Genießen» und «Kochen» und «gute Zutaten» sagte. An eine Sache erinnere ich mich auch noch: Gleich zu Beginn des Coachings fragte Lu mich, ob es ein Kleidungsstück gebe, in das ich wieder reinpassen wollen würde.

Uh-oh.

Ganz – heißes – Eisen. Jeder, der mit ein paar Pfunden zu viel kämpft (seien sie nun wirklich medizinisch bedenklich oder scheißegal), hat eben dieses Kleidungsstück im Schrank. Ich habe davon ungefähr 50 im Schrank. Beziehungsweise: Ich *hatte* davon 50 im Schrank. Im Laufe des letzten Jahres, in dem ich mich mit meinem dicken Hintern angefreundet hatte, habe ich genau diese Quatschklamotten in die Altkleidersammlung geworfen. Darunter war zum Beispiel ein apricotfarbener, kurzer Hosenanzug. Ich sag das nochmal: apricot. Hosenanzug. Kurze Hosen in Apricot. Den habe ich 1990 (ich sag das nochmal: 1990) gekauft, und er hatte die sagenhafte Traumgröße von 42.

Auch das mag einige überraschen, aber selbst zu den Zeiten, als ich dünner werden wollte, wollte ich nicht die magische 36 haben. 1990 habe ich im Kino gearbeitet, mir passte die 42, und ich habe 80 Kilo gewogen. (Auch das können Diätgestörte sicher nachfühlen: Man weiß immer, wie viel man wann gewogen hat. Ist ja auch total wichtig, so was zu wissen. Nicht?) 80 Kilo hört sich wahnwitzig viel an für jemanden, der 1,67 Meter groß ist, aber ich fand mich damit toll. Ich sah aus wie die Schauspielerinnen aus den 40er Jahren: was vor der Hütte, breite Hüften, schöner Arsch, weiche Schultern und unsichtbare Schlüsselbeine. Beziehungsweise: Ich fand mich zehn Jahre später, als mir die 50 so gerade noch passte, im Nachhinein und auf den Fotos aus der Zeit toll. Im Jahre 1990 fand ich mich natürlich total widerlich und unfassbar fett. Ich erinnere mich bis heute an eine Bekannte meiner damaligen Chefin, die mich mal an der Kinokasse sitzen sah. Ich hatte ein langärmeliges, enges, schwarzes Shirt mit einem sehr weiten Rundausschnitt an. Und die Dame konnte sich kaum darüber beruhigen, was für eine tolle Haut ich hätte, was für schöne Schultern und wie gut ich aussah. Und anstatt mich darüber zu freuen, dachte ich nur, nimmt die Drogen? Ich seh doch total scheiße aus.

Zurück zur Altkleidersammlung, in die nun auch der 20 Jahre alte Hosenanzug wanderte. Bei einem einzigen Kleidungsstück habe ich innegehalten: meiner Golfhose. Die habe ich vor mehreren Jahren das letzte Mal angehabt, als mein Rücken den Golfabschlag noch tolerierte. Sie war mir eindeutig zu klein, aber genau wie meine Schläger noch in der Wohnung stehen anstatt auf dem Dachboden, wollte ich mich auch von der Hose nicht trennen. Nicht weil ich geglaubt habe, da jemals wieder reinzupassen, sondern weil ich glaube, eines Tages wieder Golf spielen zu können. (Und wenn's Minigolf ist, Herrgott.)

Also war meine Antwort auf Lus Frage: meine schwarze Golfhose. Ich hatte das schon völlig vergessen, bis ich vor einigen Wochen merkte, dass meine Jeans, die ich mir vor gut einem Jahr im Zuge meines Neustylings gekauft hatte, sehr locker saß. Und ich meine so locker, dass selbst der Gürtel beim letzten Loch angekommen war und ein, zwei weitere Löcher nicht hätten schaden können. Seit ich nicht mehr auf die Waage gehe (die steht in der Abstellkammer und nicht mehr im Bad), weiß ich überhaupt nicht mehr, wie viel ich wiege. Und ich habe komischerweise auch nicht darauf geachtet, ob meine Klamotten weiter werden oder nicht. Warum auch? Ich wollte ja nicht abnehmen.

Worauf ich allerdings geachtet habe, war mein Umgang mit Süßigkeiten. Denn die waren immer der Grund, warum ich dick war und bin. Solange Lu hier war, habe ich mir natürlich Süßes verkniffen (das macht man als dicker Mensch ja eh – wenn dir jemand zuguckt, isst man viel weniger, damit niemand denkt, was frisst die Alte denn so viel). Zusammen mit dem Verzicht auf Kohlehydrate am Abend und ein bisschen mehr Bewegung waren dann auch gleich ein paar Kilo Speck weg, weswegen ich beim Neustyling eine andere Kleidergröße wählen durfte. Aber die Kartoffeln und die Nudeln waren abends sehr schnell wieder da, denn, wie im ersten Absatz da ganz weit oben gesagt: Ich wollte nicht abnehmen, sondern genießen. Oder 'ne Nummer kleiner: normal essen können.

Also fing ich an, mir in Kochblogs Rezepte rauszusuchen. Kochbücher zu kaufen. Gewürze auszuprobieren, deren Namen ich noch nie gehört hatte, bevor sie in einem Rezept auftauchten. Ich fing an, normal zu essen. So einfach und doch so schwierig, wenn man es 25 Jahre lang nicht gemacht hat. Nur essen, mit guten Zutaten und einer gewissen Hingabe an die Zubereitung, mit der nötigen Ruhe (oder der passenden Fernsehsendung, schon gut) und einem Glas Wein dazu. Und nach dem Abendessen kam dann wie üblich die Schokolade.

Jede halbwegs vernünftige Diät (wenn's überhaupt eine gibt) arbeitet mit einer Obergrenze, meist an Fett und Kalorien, und innerhalb dieser Vorgabe kann man essen, was man will. Eigentlich 'ne prima Sache, und so ist jedes Diätforum voll mit tollen Tipps, mit wie wenig Nahrung man so über den Tag kommen kann, ganz gleich, ob man dauernd friert oder die Haut schlechter wird, und wie großartig das ist, den Körper im künstlichen Hungerzustand zu halten. Theoretisch hätte ich bei jeder Diät jeden Abend Schokolade essen können, nur eben nicht in der Menge, die ich gewohnt war. Einen Kinderriegel zum darauf Freuen, und dann gibt's nichts mehr bis morgen. Hätte funktionieren können. Hat's bei mir aber nie. Wenn ich einen Zehnerpack Kinderriegel im Kühlschrank hatte, wollte ich den auch essen. Wenn ich eine Tafel Schokolade aufmache, wollte ich die ganz und nicht nur einen Riegel.

Also habe ich mir jede Schokolade verkniffen, um gar nicht erst in Versuchung zu kommen, weswegen ich bei jeder Diät spätestens nach vier Wochen einen riesigen Fressflash hatte, bei dem ich in fünf Minuten ein Weißbrot und ein Glas Nutella eingeatmet habe. Ich lernte bei keiner Diät ein auch nur halbwegs gesundes Essverhalten, weil ich mir vieles versagt habe, was mir nun einmal schmeckt. Und deswegen funktionierte bei mir auch nie eine Diät, sobald ich mir wieder etwas gönnte, was mir schmeckt. Was wieder meinen Punkt belegt, dass Diäten fürchterlicher Quatsch sind, weil man sich für den Rest des Lebens Dinge versagt, die einem guttun. («Gut» im Sinne von «mir geht's gut» und nicht im Sinne von «Ich hab den BMI, den irgendwelche Statistikwichser für mich als gut ansehen».)

Und so habe ich im letzten Jahr gut und gesund gefrühstückt, ein ebensolches Mittagessen gehabt, noch besser zu Abend gekocht (was meist das Mittagessen für den nächsten Tag war) und habe direkt danach viel, viel Schokolade gegessen. Nicht, weil ich noch hungrig war, sondern einfach, weil ich es konnte. Weil mir niemand mehr gesagt hat, das sei eine «Sünde».

Bis mir eines Tages aufgefallen ist, dass ich einfach keine Lust auf Schokolade hatte. Das nahm ich schulterzuckend hin, legte die Tafel wieder in die Speisekammer und dachte 24 Stunden lang nicht daran. Einen Abend später merkte ich: Ich habe immer noch keine Lust auf Schokolade. Ich habe so viele gute und tolle und neue Geschmäcker im Mund und im Bauch, dass ich jetzt gerade keine Schokolade essen möchte. Ich habe, wie bei allem Essen, was ich im letzten Jahr zubereitet habe, in mich hineingehört: Hast du da jetzt Lust drauf? Hast du wirklich Hunger? Und zwar nicht mit dem missgünstigen Diät-Zeigefinger im Hinterkopf, der mir vorlügt, dass mir ein kalorienarmer Salat doch bestimmt viel besser schmecken würde als die Gnocchi mit Salbeibutter, sondern mit dem gutgelaunten Bauch und der noch besser gelaunten Seele: Auf was hast du jetzt so richtig Lust? Auf die Gnocchi? Dann machen wir jetzt Gnocchi.

Mein Kopf ist so gestört, dass er sehr, sehr lange geglaubt hat, er wird morgen sowieso wieder auf irgendeine bescheuerte Diät gesetzt, weswegen er grundsätzlich auf alles Lust hatte, was in meiner Nähe war. Wer weiß, wann's wieder was Gutes gibt, also schnell her damit. Seit einigen Monaten kriegen Kopf und Bauch und Seele aber alles, was sie haben möchten, und niemand zwingt sie mehr zu irgendwas, was sie doof finden. Und weil sie inzwischen wissen, dass sie immer und ewig Schokolade bekommen können, wollen sie plötzlich gar nicht mehr so dringend welche haben.

Seit einigen Monaten freue ich mich wieder auf etwas Süßes abends. Das ist mal eine ganze Tafel Schokolade. Das ist aber immer öfter nur ein Riegel. Oder ein riesiger Milchkaffee mit einem Stück Schokolade als Deko. Oder nur der Milchkaffee. Oder gar nichts. Ich kann essen, was immer ich will, und ich kann auch nichts essen, wenn ich das will. Das nennen die ganzen schlauen Bücher, die ich im letzten Jahr gelesen habe, «intuitives Essen», und sie legen es jedem und jeder Diätgeplagten ans Herz.

Ich schütte seit einem Jahr an alles Olivenöl, und zwar nicht nur den 1-Punkt-Weight-Watchers-Teelöffel, sondern so viel wie Jamie Oliver, wenn er von «a little olive oil» redet. Ich habe keinen Süßstoff mehr im Haus und trinke Tee mit Zucker. Im Kühlschrank ist immer Sahne vorrätig und wird gerne in Saucen gekippt (und noch lieber in Mousse oder Eiscreme).

Ich backe gefühlt dauernd Kuchen und Muffins und Cupcakes. Ich haue Butter und Salz an mein Gemüse, anstatt es kalorienarm zu dämpfen. Ich gönne mir sehr gerne ein Baguette oder Weißbrot statt des fiesen Vollkornbrots. Ich werfe Nüsse in Salate, karamellisiere alles, was nicht vor mir wegrennen kann, ich probiere, ich entdecke, ich genieße jeden verdammten Bissen, ohne einen Millimeter meines Gehirns damit zu belasten, wie viele Kalorien ich gerade zu mir nehme. Und irgendwann war meine Jeans zu groß und der Gürtel zu weit, und ich zog die Golfhose aus dem Schrank, und sie passte.

Ich habe noch nie so gut gegessen wie im letzten Jahr, und ich habe 13 Kilo abgenommen. Weil ich endlich esse, was mein Körper haben will und was mir schmeckt und was mir Spaß macht. Weil ich keine Selbstvorwürfe mehr zulasse und mich ärgere, wenn ich die ganze Tafel Schokolade gegessen habe, wo doch gestern nur ein Stück gereicht hat. Weil ich mich aufs Essen freue und aufs Kochen und aufs Genießen.

Und die Waage ist nach dem einmaligen Draufsteigen und Wundern wieder in der Abstellkammer gelandet.

Ein Tag nach dem anderen

Ich möchte mich kurz selbst zitieren. Ich habe im Vorwort geschrieben: «Dieses Buch ist kein Diätbuch.» Ist es auch nicht, obwohl ich abgenommen habe. Ich sage das nochmal so deutlich, weil man, wenn man einmal in diesem dusseligen Diätdenken drin ist, da nicht so schnell wieder rauskommt.

Diäten funktionierten in den allermeisten Fällen nicht. Das weiß ich inzwischen, weil ich es 25 Jahre lang ausprobiert habe. Wahrscheinlich weißt du das auch. Und trotzdem: Sobald ich irgendwo lese «Ich habe abgenommen», poppt in meinem blöden Kopf die kleine dünne Wunsch-Anke auf und wispert: Vielleicht geht's ja doch.

Als ich gemerkt habe, dass ich abnehme, ohne etwas dafür zu tun, war mein erster Gedanke nicht: «Haha, der beste Beweis dafür, dass das ganze Diätgequatsche auf den Müll gehört – ich esse seit einem Jahr, was ich will, ohne Einschränkungen, ohne Kalorienzählen und mit so viel Schokolade, wie ich will, und ich werde dünner? Nehmt das, Diätspackos, und schreibt es euch hinter die hungrigen, gequälten Ohren. Ich genieße jetzt noch ein Stück Käsekuchen.» Nein, mein erster Gedanke war: «Oh, ich nehme ab – vielleicht sollte ich den Käsekuchen einschränken und stattdessen noch mehr Gemüse essen, dann nehme ich bestimmt noch mehr ab.» Alles, was ich im letzten Jahr gelernt hatte – auf mich hören; essen, wenn ich hungrig bin; essen, auf was ich Lust habe; mich akzeptieren, wie ich bin –, war in diesem Moment vergessen, als ich auf der Waage eine deutlich kleinere Zahl gesehen habe als beim letzten Mal. Die Reaktion war so schnell, dass sie mich kurz atemlos gemacht hat – aber dann war mein Kopf netterweise wieder da, hat sich kurz über sich selbst gewundert und dem Rest des Körpers Entwarnung gegeben: «Alles in Ordnung, Mädels. Wir schränken hier gar nichts ein. Kleiner Rückfall in alte Zeiten, sorry. Wir rebooten das System mal kurz und stellen die Waage wieder ganz weit von uns weg. Danke für die Aufmerksamkeit. Käffchen zum Kuchen?»

Das alte Denken erwischt mich manchmal noch, aber netterweise ist das neue Denken stark genug, um nicht wieder in die doofen Muster zurückzufallen, mit denen ich jahrelang unglücklich war. Trotzdem kommen die alten Gedanken anscheinend ab und zu wieder. Dafür braucht es nicht mal eine Waage – ein Buchvertrag reicht auch. Als mein Verlag an mich herantrat und mich bat, aus den Blogeinträgen über mein Essverhalten ein Buch zu machen, war meine millisekundenkurze Gedankenkette: «Oh toll, ein Buch schreiben. Oh Moment, das bedeutet, ich muss aus meiner kleinen Ecke im Internet rauskommen und an eine etwas größere Öffentlichkeit. Oh Mist, dann muss ich abnehmen.» Hallo, Frau Gröner? Sie schreiben ein Buch über Körperakzeptanz und dass man eben nicht abnehmen sollte, aber denken genau daran? BEKNACKT. Aber ich mache mir deswegen keine Vorwürfe mehr, genauso wenig wie für kurze Rückfälle in die Binge-Eating-Zeiten. Wenn ich einen schlechten Tag habe, gibt es durchaus noch Momente, in denen ich glaube, dass nur ein Becher Ben & Jerry's alles wiedergutmachen kann. Manchmal gebe ich dem alten Impuls nach und esse ein Pfund Eis, manchmal reichen aber auch ein paar Löffel, bevor mein Kopf wieder aufwacht und mir sagt: «He. Alles ist gut. Ja, der Tag war doof, aber jetzt atme mal tief durch und horch in dich rein, ob du noch Eis willst oder nicht. Wenn ja, dann mach den Becher leer, genieß es ohne Reue und mach dir hinterher keine Vorwürfe. Aber wenn nicht, dann stell ihn einfach wieder ins

Tiefkühlfach und ärgere dich nicht darüber, dass die alte Anke kurz zu Besuch war.»

Ich versuche, mir so wenig wie möglich vorzuwerfen, sondern mich so zu akzeptieren, wie ich nun einmal bin. Mit allen Schwächen, aber eben auch mit den vielen Stärken, die ich habe. Denn ich glaube, dass es Dinge gibt, die ich an mir ändern kann, und andere, die ich hinnehmen muss. Oder nein: annehmen kann. Ich kann nicht daran arbeiten, dass andere Menschen mich so positiv sehen, wie ich mich sehe. Aber ich kann daran arbeiten, diese anderen Menschen nicht mehr so wichtig zu nehmen. Ich kann nicht daran arbeiten, dünner zu werden (ich hab's versucht), aber ich kann daran arbeiten, glücklicher zu werden (das hab ich auch versucht – macht viel mehr Spaß). Ich kann nicht daran arbeiten, ein völlig anderer Mensch zu sein, aber ich kann daran arbeiten, mich mit dem Menschen anzufreunden, der ich nun einmal bin.

Ich bin kurz versucht zu sagen: Wenn ich das kann, kannst du das auch. Aber das ist genau der Spruch, den ich bei jedem Menschen, der abgenommen hat, so gehasst habe. Nein, nur weil du dünner geworden bist, heißt das noch lange nicht, dass ich das auch kann. Oder machen muss. Und überhaupt: Wir sprechen uns in fünf Jahren wieder, wenn du wahrscheinlich wieder alles zugenommen hast.

Deswegen habe ich nach all den Ratschlägen in diesem Buch noch einen letzten: Hör nicht auf mich. Hör nicht auf die Medien. Hör nicht auf die Deppen, die dir weh tun wollen. Hör nur auf dich, denn du weißt am besten, was dir guttut. Du hörst doch auch auf deinen Körper, wenn er dir sagt, dass er müde ist oder Schmerzen hat. Dann vertrau ihm auch, wenn er dir sagt, was er jetzt gerade essen möchte.

Ach ja, die Medien: Wann immer du Schlagzeilen wie «Deutsche sind die dicksten Europäer» liest – schau nach, woher diese Zahlen kommen. Wenn es dir möglich ist, überprüf die Quellen, auf die sich diese Meldungen beziehen. Stammt die Studie von Pharmakonzernen, die zufälligerweise ein paar Diätpillen im Programm haben? Man kann sich so ziemlich alles ergoogeln, und viele Studien stehen vollständig im Internet, sodass du selber nachlesen kannst, ob da wirklich gesagt wird, dass die Deutschen die dicksten Europäer sind, oder ob das mal wieder Blödsinn ist, wie so vieles, was über die große Gefahr des Dickseins geschrieben wird.

In diesem Zusammenhang: Wann immer dir jemand so was unter die Nase hält und du berechtigt widersprechen kannst – mach das. Ich persönlich finde es sehr befreiend, einige Vorurteile oder Meinungen zu widerlegen, die sich nach Jahren der Fetthysterie in vielen Köpfen festgesetzt haben. Das heißt nicht, dass ich in jede Diskussion einsteige, aber wenn von Freunden oder Kolleginnen wieder unbedachte Sätze fallen, sage ich ab und zu was, anstatt nur in mich reinzudenken: Was labert ihr da gerade für einen Stuss? Schon der Satz «Wenn es wirklich so einfach ist abzunehmen, wie es die ganzen Diätfachleute behaupten, warum gibt's dann überhaupt noch dicke Menschen?» bringt die meisten aus dem Konzept. Sei nicht immer die lustige Dicke, die nicht auffallen will. Sei wütend. Sei laut.

Ich weigere mich inzwischen, die neuesten Diättrends zu diskutieren oder stumpf zu bejahen, wenn eine meiner Freundinnen mal wieder gewohnheitsmäßig darüber nölt, dass sie ja sooo fett geworden sei. Ist sie natürlich nicht, aber anscheinend ist das ein beliebtes weibliches Ritual, sich gegenseitig zu versichern, dass man irgendwie nicht in Ordnung sei und was ändern müsse. Ich spiele dieses dusselige Spiel nicht mehr mit, sondern sage: «Du siehst toll aus, genau so, wie du jetzt bist.

Und wenn du 20 Kilo mehr oder weniger wiegen würdest, sähest du auch toll aus. Können wir jetzt bitte über was anderes reden?»

Gleichzeitig bin ich dazu übergegangen, Freundinnen und Kolleginnen einfach mal zu sagen, wie gut sie aussehen. Wenn ich richtig mutig bin, mache ich das sogar mit Menschen, die ich nicht kenne. Ich habe einmal eine etwas dickere Frau in der Fußgängerzone gesehen, die aussah, als hätte sie einen miesen Tag. Also ging ich zu ihr hin und sagte ihr, dass mir ihre Jacke wirklich gut gefalle, dass sie ihr toll stehe, und fragte sie, wo sie die gekauft hätte. Ich weiß nicht, ob ich damit ihren Tag ein bisschen besser gemacht habe, aber ich möchte das glauben, denn als dicker Mensch bekommt man recht selten Komplimente von wildfremden Menschen. (Unter uns: Nachts ziehe ich mir ein enges Glitzerkleid und ein Cape an, fliege mit meinem wehenden Armfett über Deutschland und mache dicken Frauen im Schlaf Komplimente. Ich bin Fat Wonderwoman, und wenn du gutgelaunt aufwachst, war ich bei dir.)

Aber auch Fat Wonderwoman hat schlechte Tage, und an denen bin ich nicht gut genug, nicht schlau genug, nicht hübsch genug und habe – the horror! – auch noch im Supermarkt Industriefutter gekauft. Ich habe gelernt, mir zu vergeben, dass ich nicht perfekt bin. Wenn ich zu faul bin, den Umweg zu meinem Gemüsehöker zu machen, dann kaufe ich eben pestizidbelastete Paprika im Supermarkt. Wenn ich im Winter Lust auf Erdbeeren habe, dann kaufe ich eben die mit den 8000 Flugkilometern auf dem Buckel. Wenn ich in alte Muster zurückfalle, esse ich von allem zu viel und das in kürzester Zeit, und mir ist schlecht, und ich bin traurig. Aber ich vergebe mir das. Ich bin menschlich und nicht immer Wonderwoman. Und ich weiß, dass ein schlechter Tag um Mitternacht vorbei ist und morgen alles anders sein kann. Ich weiß, dass, nur weil ich einmal wieder in die Weißbrot-und-Nutella-

Falle getappt bin, sich das nicht automatisch morgen wiederholt. Ich weiß, dass ich morgen wieder Zeit für den Markt habe und mich über frisches Essen freuen werde. Ein schlechter Tag und ein Besuch im Supermarkt machen mich nicht zu einem schlechten Menschen, genauso wenig, wie mich mein dicker Körper zu einem schlechten Menschen macht.

Um nochmal auf das Foodcoaching zurückzukommen und die unmittelbaren Auswirkungen: Ich mache inzwischen nicht mehr dauernd Nudeln selber, ich haue wieder Zucker in den Espresso, und das Wort «vernünftiges Essen» ist so unsexy, dass ich mir selber verbiete, es zu benutzen. Essen ist toll und großartig und umwerfend, aber «vernünftig» muss es wirklich nicht sein. Ich weiß inzwischen auch, dass ich bei so ziemlich jedem Einkaufsgang irgendeinen Fehler mache. Wenn ich Sojamilch kaufe, weil ich den Hochleistungskühen eine Pause gönnen will, sorge ich dafür, dass noch mehr Regenwald abgeholzt wird, um Soja anzubauen. Wenn ich in einem Sternerestaurant Gänseleber esse, dann denke ich nicht darüber nach, wie viel Spaß der Gans das gemacht hat, gestopft zu werden. Ich kaufe Lederprodukte und Honig und zerklatsche weiterhin Mücken und Fliegen, die mich nerven, und wenn ich einen Tag lang meinen Kopf komplett ausschalte, esse ich Eier, die keine 0 auf der Schale haben. Ich bin nicht perfekt, und ich werde immer wieder Fehler machen; ich werde Dinge essen oder tun, die der Umwelt nicht gefallen oder irgendwelchen Tieren oder Ökosystemem. Ich kann nicht die ganze Welt retten – ich kann nur versuchen, möglichst bewusst mit ihr umzugehen. Genau so, wie ich mit mir bewusst und gut und freundlich umgehe.

Ich habe vor kurzem ein Buch[164] in die Hände bekommen, das damit wirbt, das Unterbewusstsein zu schulen, damit man

Dinge tun kann, die einem sonst schwerfallen. Natürlich ging es dabei um Abnehmen, und eine Übung war, einen Satz zu formulieren, der als Ziel dient. Diesen Satz sollte man sich laut vorsagen und darauf achten, was das Bauchgefühl dazu sagt. Als Beispiel: Man sagt «Ich will abnehmen», und das Bauchgefühl jubelt und freut sich, und schon kann man prima von 1200 Kalorien leben. Ich wollte überprüfen, ob meine Körperakzeptanz nur Show ist, damit ich nicht dauernd schlecht gelaunt bin, und habe diverse Sätze formuliert. Eben: Ich will abnehmen. Ich will leichter werden. Ich will dünner sein. Ich will weniger wiegen. Und bei jedem Satz pöbelte mein Bauch: NEIN, WILL ICH NICHT. Meine Reaktion war bei jedem Satz die Gleiche: ein absolutes Verneinen von jeder Änderung, die ich meinem Körper angeboten habe. Anscheinend findet mein Unterbewusstsein meinen Körper ziemlich okay und verbittet sich jeden Manipulationsversuch. Und das war das Beste, was mir mein Unterbewusstsein sagen konnte.

Ich weiß nicht, ob ich noch weiter abnehme. Vielleicht ja, vielleicht nehme ich auch wieder zu, keine Ahnung. Was ich aber weiß: Ich kann inzwischen essen, was immer ich will, ohne mich dabei mies zu fühlen. Ich teile Essen nicht mehr in richtig und falsch ein, und deswegen darf es auch mal die Supermarkt-Paprika sein, weil ich beim Einkaufen genauso wenig dogmatisch sein will wie beim Verzehren. Es muss nicht alles bio sein, und ich darf auch mal den Pizzabringdienst anrufen, wenn ich das will. Meistens weiß ich nach fünf Bissen, warum ich den Bringdienst so lange nicht angerufen habe, aber das ist ja genau der Witz: Ich *darf* ihn anrufen. Niemand verbietet mir, irgendetwas zu essen, und am allerwenigsten verbiete ich mir das selber. Ich esse lieber Nutella als den zartbitteren Schokoaufstrich aus dem Biomarkt, obwohl ich weiß, dass da garantiert weniger seltsame Zusatzstoffe drin sind. Aber ich kann es inzwischen genießen, dass das Glas Nutella im Regal steht, anstatt es ängstlich anzuschauen und darauf zu warten, dass ich es in einem Fressflash leer mache.

Ich darf alles, und ich darf alles genießen. Ich darf mich wohl fühlen und attraktiv finden. Ich darf dick sein. Ich darf auf mich stolz sein. Ich darf alles, was schlanke Menschen auch dürfen. Schlanke Menschen sind nicht besser und nicht schlechter als dicke Menschen, und dicke Menschen sind nicht besser und nicht schlechter als schlanke Menschen. Wir sind okay. Ich bin okay. Du bist okay. Und wenn dir dieses Buch ein bisschen dabei helfen konnte, dass du diesen Satz sagen kannst und ihn glaubst, würde mich das sehr, sehr freuen.

I want to thank the Academy

Danke an Silke Nolden für den ersten Schubs.

An Kai Pahl für die Hilfe beim Gedankenordnen.

An meine Lektorin Susanne Frank für die Rundumbepuschelung.

An meine Blogleser und -leserinnen für schöne Mails, schlaue Twitter-Replys und nützliche Buchpräsente.

An viele Blogautoren und -autorinnen für ihre klugen und inspirierenden Worte und Gedankengänge, die mich sehr beeinflusst haben.

An die ganzen dicken Frauen, die gutgelaunt Fotos von sich ins Internet stellen, damit ich mich nicht so alleine fühle.

Und an meine Familie dafür, dass sie immer da ist. Außer Omi, die ist nicht mehr da. Ich hätte sie nach einer Menge Rezepte fragen sollen.

Linkliste

Alle Links findest du auch auf der Webseite zum Buch unter deern.ankegroener.de.

Meine Seiten

http://www.ankegroener.de/
http://www.delicious.com/ankegroener
http://www.flickr.com/photos/ankegroener/

Mein Foodcoach

http://silkenolden.de/
http://gutessen.blogger.de/

Webseiten über Essen auf Deutsch

http://allemanfang.tumblr.com/
http://www.anonymekoeche.net/
http://arthurstochterkocht.blogspot.com/
http://chezuli.wordpress.com/
http://chocolateriver.de/
http://cookthebooth.sitebob.com/
http://cucina-casalinga.blogspot.com/
http://cucinapiccina.de/
http://www.dlz-coc.de/wordpress/
http://eatsmarter.de/
http://www.effilee.de/
http://einfachguad.wordpress.com/
http://www.essen-und-trinken.de/
http://www.esskultur.at/
http://faz-community.faz.net/blogs/supermarkt/default.aspx
http://feinschmeckerle.blogspot.com/
http://www.foodfreak.de/
http://www.foolforfood.de/index.php
http://www.franzoesischkochen.de/
http://germanabendbrot.wordpress.com/

http://hannahtoups.de/blog.html
http://www.highfoodality.com/
http://homemadedeliciousness.wordpress.com/
http://kochfrosch.blogspot.com/
http://kochsamkeit.blogspot.com/
http://kuechengeruechte.de/
http://www.kuechengoetter.de/index.html
http://kuechentanz.blogspot.com/
http://www.kuriositaetenladen.com/
http://www.lart-devivre.eu/blog/
http://lunchforone.wordpress.com/
http://www.mankannsessen.de/
http://mestolo.com/
http://www.multikulinarisch.es/
http://nutriculinary.com/
http://www.ohhhmhhh.de/
http://www.originalverkorkt.de/
http://pastasciuttablog.blogspot.com/
http://www.paules.lu/
http://peho.typepad.com/
http://pi-mal-butter.de/
http://www.rock-the-kitchen.de/
http://www.schnuppensuppe.de/blog/
http://schoenertagnoch.blogspot.com/
http://valentinas-kochbuch.de/
http://www.vegan-sein.de/
http://zorra.twoday.net/
http://zuckersuess-rike.blogspot.com/

Webseiten über Essen auf Englisch

http://www.101cookbooks.com/
http://www.bbc.co.uk/food/
http://www.chow.com/
http://www.davidlebovitz.com/
http://deliciousdays.de/
http://foodtri.ps/

http://www.fooducate.com/blog/
http://www.guardian.co.uk/lifeandstyle/series/nigelslaterrecipes
http://www.guardian.co.uk/lifeandstyle/series/yotam-ottolenghi-recipes
http://shewhoeats.blogspot.com/
http://smittenkitchen.com/
http://sproutedkitchen.com/
http://summertomato.com/
http://sweetpeaskitchen.com/
http://www.vegetariantimes.com/
http://whatkatieate.blogspot.com/
http://www.whatsforlunchhoney.net/

Sammelblogs

http://foodgawker.com/
http://www.rezeptebuch.com/
http://www.tastespotting.com/

Körperakzeptanz

http://adipositivity.com/
http://argedickeweiber.wordpress.com/
http://www.axisoffat.com/
http://blog.twowholecakes.com/
http://chubstr.com/
http://danceswithfat.wordpress.com/blog/
http://www.definatalie.com/
http://www.deutschlands-dicke-seiten.de/forum/index.php
http://fathealth.wordpress.com/
http://www.fatnutritionist.com/
http://fatspiration.tumblr.com/
http://fatheffalump.wordpress.com/
http://fiercefatties.tumblr.com/
http://www.gewichtsdiskriminierung.de/
http://www.haescommunity.org/index.php
http://kateharding.info/
http://kateharding.net/

http://living400lbs.wordpress.com/
http://www.naafaonline.com/
http://red3.blogspot.com/
http://www.therotund.com/
http://wearetherealdeal.com/
http://zapitwithsnark.blogger.de/

Dicke Frauen in schönen Klamotten

http://30dressesin30days.blogspot.com/
http://bargainfatshionista.blogspot.com/
http://community.livejournal.com/fatshionista/
http://corpulent.wordpress.com/
http://cupcakesclothes.blogspot.com/
http://fatshionable.com/
http://www.flickr.com/groups/fatshionista/
http://www.leblogdebigbeauty.com/
http://kylanita.canalblog.com/

Schöne Klamotten für dicke Frauen

http://www.annascholz.com/
http://www.asos.de/
http://www.castaluna.com/
http://www.curvety.com/
http://www.duoboots.com/de/
http://www.evans.co.uk/
http://www.fashionoverdose.com/
http://www.happy-size.de/
http://www.house-of-gerryweber.de/
http://www.laredoute.fr/
http://www.kamino-paris.fr/
http://www.msmode.fr/
http://www.onestopplus.fr/home/index.aspx
http://www.otto.de/
http://www.sheego.de/SheegoDe
http://shop.curvesstyle.com/
http://www.soliver.de/

http://www.style369.com/
http://www.torrid.com/
http://www.ullapopken.de/
http://www.welovecolors.com/
http://www.yoek.com/
http://www.yoursclothing.co.uk/
http://www.zizzishop.de/

Quellenangaben

1 Orbach, Susie: «Bodies», 1. Aufl., London: Profile Books 2009, S. 97
2 Schorb, Friedrich: «Dick, doof und arm? – Die große Lüge vom Übergewicht und wer von ihr profitiert», 1. Aufl., München: Droemer 2009, S. 65
3 Seiser, Katharina, Kommentar bei http://www.vorspeisenplatte.de/speisen/2010/11/diatterror-lebenslanglich.htm (Letzter Zugriff 26. April 2011)
4 Pollmer, Udo: «Esst endlich normal! – Das Anti-Diät-Buch», 3. Aufl., München: Piper 2007, S. 63
5 ebd., S. 63
6 ebd., S. 243
7 Orbach, Susie: «Fat Is A Feminist Issue», New Edition, London: Arrow Books 2006, S. 7
8 In meinem Blog nenne ich meinen Lebensgefährten seit Jahren «den Kerl», und deswegen heißt er auch in diesem Buch so. Er trägt das mit Fassung.
9 Paul, Stevan: http://nutriculinary.com/ (Letzter Zugriff 26. April 2011)
10 Lehrer, Jonah: «Why Making Dinner is a Good Idea», 2010, Wired.com: http://www.wired.com/wiredscience/2010/11/why-making-dinner-is-a-good-idea/ (Letzter Zugriff 6. April 2011)
11 Stice, Eric u. a.: «Relation Between Obesity and Blunted Striatal Response to Food is Moderated by TaqIA A1 Allele«, 2008, Science-mag.org: http://www.sciencemag.org/content/322/5900/449.full.pdf?sid=577531ce-72d0–437c-9c71–398e9aef5c62 (Letzter Zugriff 6. April 2011)
12 Erntefrisch für das iPhone: http://www.seasonsapp.com/de/ (Letzter Zugriff 26. April 2011)
13 Baur, Simonne: «We feed the world – Materialien zu einem Film von Erwin Wagenhofer», 2005, http://www.kinomachtschule.at/data/wftwprint.pdf (Letzter Zugriff 26. April 2011)
14 VERORDNUNG (EG) Nr. 771/2009 DER KOMMISSION vom 25. August 2009 zur Änderung der Verordnung (EG) Nr. 1580/2007 hinsichtlich der Vermarktungsnormen im Sektor Obst- und Ge-

müse. http://eur-lex.europa.eu/LexUriServ/LexUriServ.do?uri=OJ:L:2009:223:0003:01:DE:HTML (Letzter Zugriff 22. April 2011)

15 Hirschfelder, Gunther: «Europäische Esskultur – Geschichte der Ernährung von der Steinzeit bis heute», Studienausgabe, Frankfurt am Main: Campus 2005, S. 22

16 Grimm, Hans-Ulrich: «Die Suppe lügt – Die schöne neue Welt des Essens», aktualisierte Neuauflage, München: Knaur 2008, S. 19

17 Hirschfelder, S. 172

18 ebd., S. 180/181

19 ebd., S. 197

20 http://www.abgespeist.de/abgespeist/content/e10318/e10319/kuehne_schlemmertoepfchen_kompaktinfo_20100922_ger.pdf (Letzter Zugriff 26. April 2011)

21 Grimm, S. 20

22 ebd., S. 37

23 Bode, Thilo: «Abgespeist – Wie wir beim Essen betrogen werden und was wir dagegen tun können», 3. Aufl., Frankfurt am Main: Fischer 2010, S. 7

24 http://www.netdoktor.de/News/Lebensmittel-Neue-Kennzeich-1134350.html (Letzter Zugriff 22. April 2011)

25 Sütterlin, Sabine: «200 000 Mal süßer als Zucker», 2006, NZZfolio.ch. http://www.nzzfolio.ch/www/d80bd71b-b264–4db4-afd0–277884b93470/showarticle/d5f899db-d6b4–4dc5–8d32-f3b56388035e.aspx (Letzter Zugriff 22. April 2011)

26 Grimm, S. 64

27 Seifert, Gerhard (Hrsg.): «Oralpathologie III: Mundhöhle, angrenzendes Weichteil- und Knochengewebe», 2. Aufl., Hamburg: Springer-Verlag 2000, S. 20

28 Hirschfelder, S. 19

29 Grimm, S. 144

30 Schnurr, Eva-Maria: «Die Besseresser», 2006, Zeit.de. http://www.zeit.de/zeit-wissen/2006/05/Titel_Ernaehrung.xml (Letzter Zugriff 22. April 2011)

31 Pollan, Michael: «In Defense of Food – An Eater's Manifesto», 1. Aufl., New York: The Penguin Press 2008, S. 23

32 ebd., S. 24

33 http://de.wikipedia.org/wiki/Kreta-Diät (Letzter Zugriff 22. April 2011)

34 Pollan, «In Defense of Food», S. 65

35 ebd., S. 110

36 ebd., S. 133

37 Grimm, S. 22

38 Pollan, «In Defense of Food», S. 148

39 Rohd, Okka: «Pfeffer und Salz», essen & trinken Nr. 5/2011, S. 68

40 Hirschfelder, S. 199

41 ebd.

42 http://www.flickr.com/photos/89694779@N00/5336184539/ (Letzter Zugriff 26. April 2011)

43 http://www.wwf.de/fileadmin/fm-wwf/pdf_neu/101008_Fischratgeber_2010_WEB.pdf (Letzter Zugriff 26. April 2011)

44 http://www.greenpeace.de/fileadmin/gpd/user_upload/themen/meere/Fischratgeber_Mini_Ansicht_2.pdf (Letzter Zugriff 26. April 2011)

45 Oder du guckst hier: http://www.ankegroener.de/?p=12315

46 Peter, Adrian: «Die Fleischmafia – Kriminelle Geschäfte mit Fleisch und Menschen», 1. Aufl., Berlin: Ullstein 2008, S. 14

47 http://de.wikipedia.org/wiki/Fleischskandal (Letzter Zugriff 26. April 2011)

48 Peter, S. 18

49 ebd., S. 179

50 Foer, Jonathan Safran: «Eating Animals», London: Kindle-Edition 2009, 24 %, Location 1498 von 6092

51 ebd., 24 %, Location 1474 von 6092

52 Pollan, Michael: «The Omnivore's Dilemma – A Natural History of Four Meals», 1. Aufl. New York: Penguin 2006, S. 66

53 Grimm, S. 128/129

54 Foer, 30 %, Location 1871 von 6092

55 Adorján, Johanna: «Ich liebe Würste auch. Aber ich esse sie nicht», 2010, FAZ.net. http://www.faz.net/s/RubBE163169B4324E24BA92AAEB5BDEF0DA/Doc~EB9AD01EFB92E4DF8BA4943664954D784~ATpl~Ecommon~Scontent.html (Letzter Zugriff 27. März 2011)

56 dpa: «Der Flexitarier – Fleischverzicht liegt im Trend», 2010, in Ärzte Zeitung online: http://www.aerztezeitung.de/panorama/article/593000/flexitarier-fleischverzicht-liegt-trend.html (Letzter Zugriff 27. März 2011)

57 Busse, Tanja/Willmann, Urs: «Natur aus der Fabrik», 2009, Zeit.de. http://www.zeit.de/2009/06/N-Milch?page=all (Letzter Zugriff 22. April 2011)

58 Peta: «Die Wahrheit über Milch», Peta.de. http://www.peta.de/web/home.cfm?p=2378 (Letzter Zugriff 22. April 2011)

59 Meuth, Martina/Neuner-Duttenhofer, Bernd: «Wo die glücklichen Hühner wohnen – Vom richtigen und vom falschen Essen», 1. Aufl., Bergisch Gladbach: Lübbe 2008, S. 435

60 Peta: «40 Millionen Eintagsküken landen jährlich auf dem Müll», Peta.de. http://www.peta.de/web/eier.1733.html (Letzter Zugriff 22. April 2011)

61 Foer, 13 %, Location 810/822 von 6092

62 Meuth/Neuner-Duttenhofer, S. 438

63 http://www.facebook.com/photo.php?fbid=125157187494413&set=o.123196191024789 (Letzter Zugriff 22. April 2011)

64 http://www.facebook.com/photo.php?fbid=125157194161079&set=o.123196191024789 (Letzter Zugriff 22. April 2011)

65 http://www.facebook.com/group.php?gid=123196191024789 (Letzter Zugriff 22. April 2011)

66 «Horizon: Why Are Thin People Not Fat?» http://www.bbc.co.uk/pressoffice/pressreleases/stories/2009/01_january/26/horizon.shtml (Letzter Zugriff 22. April 2011)

67 Was genau diese Tagebuchhölzer sind, kannst du hier nachlesen: http://www.ankegroener.de/?p=2479

68 re-publica.de/ (Letzter Zugriff 26. April 2011)

69 Orbach, «Bodies», S. 97

70 Mann, Traci u. a.: «Medicare's Search for Effective Obesity Treatments: Diets Are Not the Answer» in «American Psychologist», Los Angeles 2007. http://motivatedandfit.com/wp-content/uploads/2010/03/Diets_dont_work.pdf (Letzter Zugriff 26. April 2011)

71 Schorb, S. 65

72 Bacon, Linda: «Health at Every Size – The Surprising Truth About Your Weight», 1. Aufl., Dallas: BenBella 2008, S. 135
73 ebd., S. 27
74 Martin, Courtney E.: «Perfect Girls, Starving Daughters – The Frightening Normality of Hating Your Body», 1. Aufl, London: Piatkus 2007, S. 170
75 Owen, Jemima: «Blogging about my anorexia helped save my life», 2011, Guardian.co.uk. http://www.guardian.co.uk/society/2011/mar/27/blogging-anorexia-saved-my-life (Letzter Zugriff 22. April 2011)
76 Bacon, S. 12
77 Pollmer, S. 112
78 Pollmer, S. 113/114
79 Bacon, S. 13/14
80 http://de.wikipedia.org/wiki/Hypothalamus (Letzter Zugriff 26. April 2011)
81 Schuh, Hans: «Despot im Kopf», 2011, Zeit.de. http://www.zeit.de/2011/11/M-Selfish-Brain?page=all (Letzter Zugriff 20. April 2011)
82 ebd.
83 ebd.
84 «Wie viele Kalorien darf ich pro Tag zu mir nehmen?», slimfast.de. http://www.slimfast.de/pg.asp?FAQ#41 (Letzter Zugriff 20. April 2011)
85 Wolf, Naomi: «The Beauty Myth – How Images of Beauty are Used Against Women», 1. Aufl., New York: Harper Perennial 2002, S. 194
86 http://en.wikipedia.org/wiki/American_food_policy_in_occupied_Germany (Letzter Zugriff 26. April 2011)
87 Benz, Wolfgang, «Infrastruktur und Gesellschaft im zerstörten Deutschland», in: «Informationen zur politischen Bildung» (Heft 259). http://www.bpb.de/die_bpb/00990492597335113771810121217811,1,0,Infrastruktur_und_Gesellschaft_im_zerst%F6rten_Deutschland.html (Letzter Zugriff 22. April 2011)
88 Schorb, S. 63
89 http://katjes.de/ (Letzter Zugriff 22. April 2011)
90 http://en.wikipedia.org/wiki/Scientific_racism (Letzter Zugriff 7. März 2011)

91 http://en.wikipedia.org/wiki/Anthropometry (Letzter Zugriff 7. März 2011)

92 http://de.wikipedia.org/wiki/Adolphe_Quetelet (Letzter Zugriff 7. März 2011)

93 Kuczmarski, Robert J./Flegal, Katherine M.: «Criteria for Definition of Overweight in Transition: Background and Recommendations for the United States», 2000, «The American Journal of Clinical Nutrition». http://www.ajcn.org/content/72/5/1074.full.pdf+html (Letzter Zugriff 7. März 2011)

94 ebd.

95 Schorb, S. 22

96 http://de.wikipedia.org/wiki/Body-Mass-Index (Letzter Zugriff 7. März 2011)

97 Strawbridge, William J. u.a.: «New NHLBI Clinical Guidelines for Obesity and Overweight: Will They Promote Health?», in: «American Journal of Public Health», S. 340–343, 2000. http://ajph.aphapublications.org/cgi/reprint/90/3/340 (Letzter Zugriff 26. April 2011)

98 Statistisches Bundesamt Deutschland, Pressemitteilung Nr. 167 vom 13. 04. 2006: «Neue Modellrechnung zur Lebenserwartung für Geburtsjahrgänge» http://www.destatis.de/jetspeed/portal/cms/Sites/destatis/Internet/DE/Presse/pm/2006/04/PD06__167__12621,templateId=renderPrint.psml (Letzter Zugriff 26. April 2011)

99 Statistisches Bundesamt Deutschland: «Annahmen zur Sterblichkeit und Lebenserwartung» http://www.destatis.de/jetspeed/portal/cms/Sites/destatis/Internet/DE/Content/Statistiken/Bevoelkerung/VorausberechnungBevoelkerung/Content75/Sterblichkeit.psml (Letzter Zugriff 26. April 2011)

100 Olshansky, S. Jay u.a.: «A Potential Decline in Life Expectancy in the United States in the 21st Century», «The New England Journal of Medicine» 352:1138–1145, 2005. http://www.nejm.org/doi/full/10.1056/NEJMsr043743#t=article (Letzter Zugriff 26. April 2011)

101 Oliver, Jamie: «Teach every child about food» auf der TED-Konferenz 2010. http://www.ted.com/talks/jamie_oliver.html (Letzter Zugriff 26. April 2011)

102 Levenstein, Harvey: «Paradox of Plenty – A Social History of Eating in Modern America», 1. Aufl., Berkeley / Los Angeles: University of California Press 2003, S. 9
103 ebd., S. 11 (übersetzt von der Autorin)
104 Campos, Paul: «The Obesity Myth – Why America's Obsession with Weight is Hazardous to Your Health», 1. Aufl., New York: Gotham Books 2004, S. 122
105 ebd., S. 122
106 Schorb, S. 23
107 http://de.wikipedia.org/wiki/Sibutramin (Letzter Zugriff 7. März 2011)
108 http://de.wikipedia.org/wiki/Orlistat (Letzter Zugriff 7. März 2011)
109 Ärzteblatt: «Herz-Kreislauf-Erkrankungen bleiben häufigste Todesursache», in Aerzteblatt.de. http://www.aerzteblatt.de/v4/news/news.asp?id=43124 (Letzter Zugriff 7. März 2011)
110 Schorb, S. 50
111 Pollan, «In Defense of Food», S. 47
112 Gregg, Edward W.: «Secular Trends in Cardiovascular Disease Risk Factors According to Body Mass Index in US Adults», in: «Journal of the American Medical Association» 293:1868–1874, 2005. http://www.iumsp.ch/Enseignement/postgradue/medecine/doc/Greggseculartrends.pdf (Letzter Zugriff 26. April 2011)
113 Bacon, S. 129
114 Bacon, S. 128/129
115 Pollmer, S. 180
116 Bacon, S. 131
117 Schorb, S. 43
118 Bacon, S. 120
119 Schorb, S. 45
120 ebd., S. 187
121 ebd., S. 188/189
122 Huizinga, Mary Margaret u. a.: «Physician Respect for Patients with Obesity», in: «Journal of General Internal Medicine»; 24 (11): 1236–1239, 2009. http://www.ncbi.nlm.nih.gov/pmc/articles/PMC2771236/ (Letzter Zugriff 26. April 2011)
123 Brownell, Kelly/Puhl, Rebecca: «Stigma and Discrimination in

Weight Management and Obesity», in: «The Permanente Journal» Vol. 7, 2003. http://xnet.kp.org/permanentejournal/sum03/stigma.html (Letzter Zugriff 26. April 2011)

124 Brown, Harriet: «For Obese People, Prejudice in Plain Sight», 2010, Nytimes.com. http://www.nytimes.com/2010/03/16/health/16essa.html (Letzter Zugriff 22. April 2011)

125 Harding, Kate / Kirby, Marianne: «Lessons from the Fat-o-sphere – Quit Dieting and Declare a Truce with Your Body», 1. Aufl., New York: Perigree 2009, S. 53/54

126 Brown, http://www.nytimes.com/2010/03/16/health/16essa.html

127 Pollan, «In Defense of Food», S. 79

128 Campos, S. 225

129 Wolf, S. 184

130 ebd., S. 227

131 Levenstein, S. 238

132 Levenstein, S. 239

133 Wolf, S. 186

134 Campos, S. 168

135 Silverman, Robyn: «Appraisal of Body Types», in: Fisher, Celia B., Lerner, Richard M.: «Encyclopedia of Applied Developmental Science», Volume 1, Thousand Oaks: Sage Publications 2004, S. 165

136 Pollmer, S. 253

137 Kirby, Marianne: «Team Fance; Fatties Look Fat Because They Are Fat», 2010. http://www.therotund.com/?p=919 (Letzter Zugriff 22. April 2011)

138 Veveers, Lauren: «Hero to Zero: The full Skinny on a Week That Shook Fashion», in: «The Independent», 2006. http://www.independent.co.uk/news/uk/this-britain/hero-to-zero-the-full-skinny-on-a-week-that-shook-fashion-417345.html (Letzter Zugriff 13. März 2011)

139 Wolf, S. 184

140 Bacon, S. 142

141 Orbach, «Bodies», S. 155

142 Wolf, S. 15

143 Hamann, Brigitte: «Elisabeth – Kaiserin wider Willen»,10. Aufl., München: Piper 2008, S. 200

144 ebd., S. 182
145 Wolf, S. 64 / 65
146 ebd., S. 67
147 Levenstein, S. 239
148 Harding / Kirby, S. 127
149 Orbach, «Bodies», S. 154
150 ebd., S. 83
151 ebd., S. 85
152 Schorb, S. 78 / 79
153 ebd., S. 80
154 Bacon, S. 65
155 ebd., S. 65
156 Orbach, «Fat is a Feminist Issue», S. 28
157 Schorb, S. 80
158 Bacon, S. 65 (übersetzt von der Autorin)
159 Schorb, S. 79
160 Chugay, Nikolas: «Weight Loss Tongue Patch Surgery», 2009, Drchugay.com. http://www.drchugay.com/weight-loss-tongue-patch-surgery.html (Letzter Zugriff 27. März 2011)
161 Hartocollis, Anemona: «Diet Plan With Hormone Has Fans and Skeptics», 2011, Nytimes.com. http://www.nytimes.com/2011/03/08/nyregion/08hcg.html (Letzter Zugriff 27. März 2011)
162 Buschek, Nina: «Bewegungspyramide für Erwachsene», 2010, Netdoktor.de. http://www.netdoktor.de/Gesund-Leben/Sport+Fitness/Training/Bewegungspyramide-fuer-Erwach-11045.html (Letzter Zugriff 22. April 2011)
163 Harding, Kate: «The Fantasy of Being Thin», 2007, Kateharding.net. http://kateharding.net/2007/11/27/the-fantasy-of-being-thin/ (Letzter Zugriff 7. März 2011)
164 Storch, Maja: «Das Ich-Gewicht», 2. Aufl., München: Mosaik bei Goldmann, 2009

Weiterführende Literatur

Bacon, Linda: «Health at Every Size – The Surprising Truth About Your Weight», 1. Aufl., Dallas: BenBella 2008

Bode, Thilo: «Abgespeist – Wie wir beim Essen betrogen werden und was wir dagegen tun können», 3. Aufl., Frankfurt am Main: Fischer 2010

Bordo, Susan: «Unbearable Weight – Feminism, Western Culture and the Body», Tenth Anniversary Edition, Berkeley / Los Angeles: University of California Press 2003

Campos, Paul: «The Obesity Myth – Why America's Obsession with Weight is Hazardous to Your Health», 1. Aufl., New York: Gotham Books 2004

Duve, Karen: «Anständig essen – Ein Selbstversuch», 1. Aufl., Berlin: Galiani 2011

Foer, Jonathan Safran: «Eating Animals», London: Kindle-Edition 2009

Grimm, Hans-Ulrich: «Die Ernährungslüge – Wie uns die Lebensmittelindustrie um den Verstand bringt», aktualisierte Neuauflage, München: Knaur 2011

Grimm, Hans-Ulrich: «Die Suppe lügt – Die schöne neue Welt des Essens», aktualisierte Neuauflage, München: Knaur 2008

Hamann, Brigitte: «Elisabeth – Kaiserin wider Willen»,10. Aufl., München: Piper 2008

Harding, Kate / Kirby, Marianne: «Lessons from the Fat-o-sphere – Quit Dieting and Declare a Truce with Your Body», 1. Aufl., New York: Perigree 2009

Hirschfelder, Gunther: «Europäische Esskultur – Geschichte der Ernährung von der Steinzeit bis heute», Studienausgabe, Frankfurt am Main: Campus 2005

Levenstein, Harvey: «Paradox of Plenty – A Social History of Eating in Modern America», 1. Aufl., Berkeley/Los Angeles: University of California Press 2003

Martin, Courtney E.: «Perfect Girls, Starving Daughters – The Frightening Normality of Hating Your Body», 1. Aufl, London: Piatkus 2007

Meuth, Martina/Neuner-Duttenhofer, Bernd: «Wo die glücklichen Hühner wohnen – Vom richtigen und vom falschen Essen», 1. Aufl., Bergisch Gladbach: Lübbe 2008

Orbach, Susie: «Bodies», 1. Aufl., Berlin: Arche Verlag 2010

Orbach, Susie: «Fat is a Feminist Issue», New Edition, London: Arrow Books 2006

Paczensky, Gert/Dünnebier, Anna: «Kulturgeschichte des Essens und Trinkens», 2. Aufl., München: btb 1997

Peter, Adrian: «Die Fleischmafia – Kriminelle Geschäfte mit Fleisch und Menschen», 1. Aufl., Berlin: Ullstein 2008

Peter, Peter: «Kulturgeschichte der deutschen Küche», 2. Aufl., München: C. H. Beck 2009

Pollan, Michael: «Lebens-Mittel», 1. Aufl., München: Goldmann 2008

Pollan, Michael: «Das Omnivoren-Dilemma», 1. Aufl., München: Goldmann 2011

Pollmer, Udo: «Esst endlich normal! – Das Anti-Diät-Buch», 3. Aufl., München: Piper 2007

Renn, Crystal / Ingall, Marjorie: «Hungry», 1. Aufl., München: Heyne 2009

Schorb, Friedrich: «Dick, doof und arm? – Die große Lüge vom Übergewicht und wer von ihr profitiert», 1. Aufl., München: Droemer 2009

Shanker, Wendy: «Dünn sein war gestern!», 1. Aufl., München: mvg 2004

Taub, Gary: «Good Calories, Bad Calories – Fats, Carbs, and the Controversial Science of Diet and Health», 1. Aufl., New York: Anchor Books 2008

Wolf, Naomi: «Der Mythos Schönheit», 4. Aufl., Reinbek: Rowohlt 2000

MIX
Papier aus verantwortungsvollen Quellen
FSC® C083411

Das für dieses Buch verwendete FSC®-zertifizierte Papier
Munkenprint Cream liefert Arctic Paper Munkedals, Schweden.